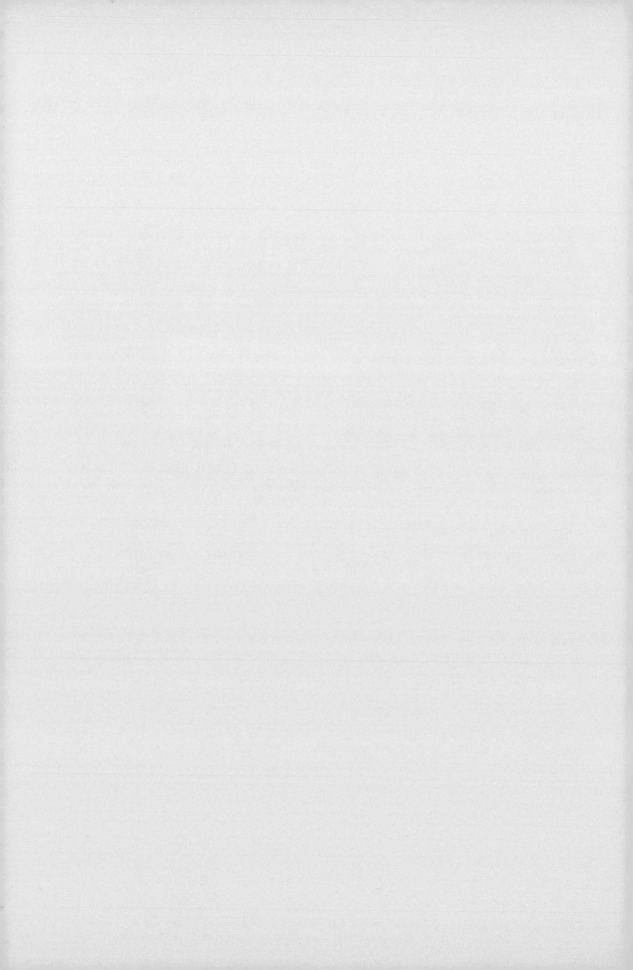

がん薬物療法に伴う血管外漏出に関する合同ガイドライン 2023年版

[外来がん化学療法看護ガイドライン1：改訂・改題]

Guidelines for the Management of Chemotherapy Extravasation

一般社団法人 日本がん看護学会
Japanese Society of Cancer Nursing

公益社団法人 日本臨床腫瘍学会
Japanese Society of Medical Oncology

一般社団法人 日本臨床腫瘍薬学会
Japanese Society of Pharmaceutical Oncology

編

金原出版株式会社

第3版 序文

　この度，日本臨床腫瘍学会(JSMO)，日本臨床腫瘍薬学会(JASPO)，日本がん看護学会(JSCN)の3学会により，「がん薬物療法に伴う血管外漏出に関する合同ガイドライン2023年版(第3版)[外来がん化学療法看護ガイドライン1：改訂・改題]」を発刊できますことを心より感謝申し上げます。

　がん薬物療法は急速に進歩し，有害事象への適切な安全管理体制の整備がさらに求められています。がん薬物療法の血管外漏出の発症は，がん患者の心身の苦痛を増強するだけでなく，日常生活の制限等の影響を及ぼし，患者のQOLの低下のみならず，治療の継続にも影響を及ぼす可能性があります。

　血管外漏出の発症予防，早期発見，対処・管理は重要な課題であり，患者を中心とした多職種による協働が必要です。なかでも看護師は治療前から治療中，治療後にわたって患者の状態をアセスメントし，患者指導に関わる役割を担っています。血管外漏出の予防，早期発見，適切な対処，その後の経過観察に関する情報を多職種で共有し，患者の苦痛を予防，軽減することが重要です。

　本ガイドラインは，2009年に初版「外来がん化学療法看護ガイドライン1　抗がん剤のEVの予防・早期発見・対象(2009年版)」が発刊され，次いで「外来がん化学療法看護ガイドライン2014年版1抗がん剤の血管外漏出およびデバイス合併症の予防・早期発見・対処(改訂版)」(両ガイドラインともに日本がん看護学会 小松浩子 前理事長)が発刊されました。本ガイドラインは上記の改訂版となります。血管外漏出に対する治療・ケアは医療者の視点だけでなく，患者の価値観も尊重され，意思決定されるものであり，多職種で活用することが重要であるため，本版より日本臨床腫瘍学会(JSMO)，日本臨床腫瘍薬学会(JASPO)，日本がん看護学会(JSCN)の3学会合同で作成し，また「Minds診療ガイドライン作成マニュアル2017」と「Minds診療ガイドライン作成マニュアル2020」を参考に作成されました。また，がん薬物療法は外来に限らず，入院，外来，在宅など多様な場で実施されるため，本版より「外来」に限定せず，がん薬物療法による血管外漏出に広く適応することを目指して，改訂されました。

　本ガイドラインが，がん薬物療法に携わる医師，看護師，薬剤師のみならず多くの医療従事者の方々にご活用いただき，エビデンスに基づいた多職種による血管外漏出への取り組みにより，患者にとって安全ながん薬物療法の実施環境につながることを願っております。

　ガイドライン作成および評価にご協力いただいたすべての皆様に深く感謝申し上げます。

2022年11月

一般社団法人 日本がん看護学会

理事長　渡邉眞理

第3版 序文

　がん薬物療法に使用される抗がん薬の中で分子標的治療薬の開発が急速に進み，その数は従来の殺細胞性抗がん薬(化学療法剤)を凌ぐようになった。2022年8月現在，国内外で149種類の分子標的治療薬が上市され，その数は増加の一途を辿っている。分子標的治療薬の多くは内服薬であり，組織刺激性が少ない抗体薬(注射薬)を含めて血管外漏出が問題になることは少ない。しかし，アントラサイクリン系抗がん薬やフルオロウラシルのような血管外漏出により壊死や炎症の原因となる化学療法剤は，今日に於いても多くのがん種に対して分子標的治療薬を含めた多剤併用療法や放射線治療との併用で外来や病棟で頻回に使用されている。加えて血管痛などの注射部位反応がみられる選択的NK1受容体拮抗型制吐薬に新薬が承認され，今もなお抗がん薬の血管外漏出はがん薬物療法を実施する医療機関と治療に関わる医療従事者にとって診療科，職種，外来・入院を越えて，安全管理を行うべき重要な有害事象である。

　血管外漏出が問題となる抗がん薬のリストには大きな変化はないが，そのマネジメントに関連する医療機器や薬剤が登場している。1つは投与ルートに関するもので，従来からのCVポートに加えPICCカテーテルが普及し，血管外漏出対策に一定の役割を果たすようになっている。もう1つは，アントラサイクリン系抗がん薬の血管外漏出を効能・効果とするデクスラゾキサンの薬事承認である。このような医療環境の変化により医療現場では血管外漏出のマネジメントに種々の工夫が行われているが，同時に標準的なマネジメントを求めて様々な疑問が生じている。このため，日本がん看護学会「外来がん化学療法看護ガイドライン2014年版(第2版)」の改訂が切望されてきた。

　このような背景のもとで，日本がん看護学会(JSCN)は日本臨床腫瘍学会(JSMO)ならびに日本臨床腫瘍薬学会(JASPO)との合同で，「外来がん化学療法看護ガイドライン2014年版」を9年ぶりに改訂し，新たに「がん薬物療法に伴う血管外漏出に関する合同ガイドライン2023年版(第3版)」を刊行した。今回の改訂は，日本がん看護学会のガイドライン統括委員会(飯野京子リーダー，矢ヶ崎香，田墨惠子)のもとでガイドライン作成委員会(矢ヶ崎香代表，松本光史JSMOリーダー，龍島靖明JASPOリーダー)が組織され，「Minds診療ガイドライン作成マニュアル2017」と「Minds診療ガイドライン作成マニュアル2020」を参考にした従来版より科学性を重視した内容となっている。今回の改訂は大幅な改訂であり，作成を担当された委員のご尽力と患者団体代表(桜井なおみ様，蛭間健太郎様)のご協力に深謝したい。最後に，この改訂ガイドラインががん薬物療法に関わる多くの看護師，医師および薬剤師により活用され，適切な血管外漏出対策により患者の治療成績およびQOLの向上に寄与することを期待する。

2022年11月

公益社団法人　日本臨床腫瘍学会

理事長　石岡千加史

第3版 序文

　がん薬物療法はがん治療の柱の一つであり，効果的，かつ安全，安心な治療を提供すべく，医療者各々が重要な役割を担っています。近年，がん薬物療法の開発は急速に進歩しており，多くの新医薬品が毎年承認され，臨床現場で使用されています。一般的にがん薬物療法は，ほかの疾患に対する治療薬に比べ，有害事象を伴うことが多く，薬剤師が服薬指導を実施する際には，患者に対して治療効果とともに，不利益やリスクを説明し，理解を得る必要があります。その中で，がん薬物療法に伴う血管外漏出に関しても同様であり，患者や家族にも事前に漏出することの危険性や注意事項について十分に説明を行い，がん医療に携わる医療者間が連携を図りながら，適切な対応を心掛けることが重要となります。

　また，「医薬品の安全使用のための業務手順書」の作成が2007年に医療法で義務づけられており，2018年12月に厚生労働省医政局総務課医療安全推進室および厚生労働省医薬・生活衛生局総務課より同手順書作成マニュアル改訂版に関する事務連絡が発出されました。改訂された本手順書には，がん薬物療法の血管外漏出予防策と漏出時の対応，曝露防止対策を定めることが求められており，治療開始後の副作用や血管外漏出の観察および確認，処置にあたる職員や家族への薬剤曝露防止対策などを盛り込む必要があると述べられています。そのため，各病院等において備えている「医薬品の安全使用のための業務手順書」等の見直しが行われています。

　今般，2014年に日本がん看護学会により発刊された「外来がん化学療法看護ガイドライン2014年版　①抗がん剤の血管外漏出およびデバイス合併症の予防・早期発見・対処ガイドライン」を日本がん看護学会，日本臨床腫瘍学会，日本臨床腫瘍薬学会の3学会合同により改訂し，発刊に至りました。本改訂ガイドラインは，外来に限定せず，入院，外来，在宅など，がん薬物療法を受ける患者へ標準化したケアを提供するために，安全性の確保が重要とされる血管外漏出に焦点を当て，エビデンスに基づき血管外漏出の予防，早期発見，対応，管理に関する指針となっています。我々薬剤師は，本改訂ガイドラインを踏まえ，がん患者への薬剤管理指導等に役立てるとともに，「医薬品の安全使用のための業務手順書」，「医療安全マニュアル」等の見直しの一助になるものと思います。

　最後になりますが，本改訂ガイドラインの作業を進めてくださった関係者の皆様に心より御礼申し上げるとともに，本改訂ガイドラインが，がん医療に携わるすべての医療者に加え，介護士，ヘルパーおよび患者，家族および市民に活用され，がん薬物療法を患者が安全，安心に受けられるために広く役立てられることを期待しています。

2022年11月

一般社団法人　日本臨床腫瘍薬学会
理事長　近藤直樹

目 次

Ⅰ 序

1 ガイドライン概要

　本ガイドラインは，日本がん看護学会(JSCN)，日本臨床腫瘍学会(JSMO)，日本臨床腫瘍薬学会(JASPO)の3学会合同で作成をした「がん薬物療法に伴う血管外漏出に関する合同ガイドライン2023年版(第3版)[外来がん化学療法看護ガイドライン1：改訂・改題]」である。

　作成の経緯としては，日本がん看護学会が「外来がん化学療法看護ガイドライン1　抗がん剤の血管外漏出の予防・早期発見・対処　2009年版」(第1版)を発行し，改訂版として「外来がん化学療法看護ガイドライン1　抗がん剤の血管外漏出およびデバイス合併症の予防・早期発見・対処　2014年版」(第2版)を発行した。本ガイドラインはこれらの改訂版(第3版)である。JSCNガイドライン委員会は第3版改訂企画において，看護師だけでなく多職種が活用できるガイドラインが求められていることから，JSMO，JASPOの協力を得て，3学会合同によりガイドラインを作成することを決定した。作成の過程では，3学会より各委員が推薦され，改訂作業を協働した。

　題目については，看護師向けに限定したものではなく，また外来に限定せず対象範囲を拡大したため，「がん薬物療法に伴う血管外漏出に関する合同ガイドライン2023年版(第3版)[外来がん化学療法看護ガイドライン1：改訂・改題]」とし，改訂版であることを示した。

1. 本ガイドラインの構成

　本ガイドラインは，がん薬物療法に伴う血管外漏出(extravasation：EV)に焦点化した。本ガイドラインの構成は次の通りである。

　5部構成で，「Ⅰ.序」では，ガイドラインのCQと推奨文を一覧表で示した。また，EVに関する診療・ケアの流れとCQとの関連をアルゴリズムで示した。加えて，ガイドライン作成の組織体制や作成経過，疾患トピックスであるEVの基本的特徴，EVの鑑別ではEVと類似する徴候，症状などについて述べた。使用前に一読されたい。「Ⅱ.総説」では，がん薬物療法に伴うEVの予防，早期発見，対処・管理を遂行するための前提として，安全な実施環境を整えることが不可欠であることから，環境に関する基本的事項を述べた。「Ⅲ.薬剤の分類」では，がん薬物療法のEV薬剤分類表をシステマティックレビューにより新たに作成した経緯や結果を示した。どのような根拠に基づき分類表を作成したのか，その過程も詳細に記載したのでご参照いただきたい。「Ⅳ.推奨」では，CQ1〜14に関して，各推奨文，推奨の強さと方向，エビデンスの確実性(強さ)，および推奨を決定した根拠となる合意率を明記した。次に，作成の経緯や推奨決定の経緯，患者の価値観や希望などを概説し，最後に，患者をはじめとする一般の方にも理解しやすい解説(要約)を記載した。最後に「Ⅴ.付録」として，①利益相反事項(COI)の一覧表，および②文献検索式では各CQの文献検索式および検索日，キーワードを明記した。

2．CQ と推奨文

本ガイドラインの CQ と推奨文の一覧は次の通りである。詳細は各 CQ の項に明記した。

CQ 番号	CQ	推奨文
1	末梢静脈/中心静脈からのがん薬物療法を受ける患者に対して，EV の教育を複数回実施することは推奨されるか	推奨なし。
2	がん薬物療法を開始予定のがん患者に対して，中心静脈デバイス(CV カテーテル，PICC，CV ポートなど)の留置は推奨されるか	繰り返しがん薬物療法薬の投与を予定するがん患者に対して，中心静脈デバイスを留置することを弱く推奨する。
3a	がん患者に対して中心静脈デバイスを留置する際，CV と PICC どちらが推奨されるか	がん患者に対して中心静脈デバイスを留置する際，CV* よりも PICC** を留置することを弱く推奨する。
3b	がん患者に対して中心静脈デバイスを留置する際，CV カテーテルと CV ポートのどちらが推奨されるか	固形がん患者に対して中心静脈デバイスを留置する際，CV カテーテルよりも CV ポートを留置することを弱く推奨する。
3c	固形がん患者に対して中心静脈デバイスを留置する際，PICC と CV ポートのどちらが推奨されるか	固形がん患者に対して中心静脈デバイスを留置する際，PICC よりも CV ポートを留置することを強く推奨する。
4	穿刺処置を受けた部位より中枢側にがん薬物療法薬投与のための末梢静脈カテーテルを留置することは推奨されるか	末梢静脈よりがん薬物療法薬の投与を受ける患者に対して，穿刺処置を受けた部位より中枢側(上流)にがん薬物療法薬投与のための末梢静脈カテーテルを留置することを弱く推奨する。
5	がん薬物療法薬の持続(間歇)投与を受けている患者に対して，EV 予防のために，末梢静脈カテーテルを定期的に入れ替えることは推奨されるか	がん薬物療法薬の持続(間歇)投与を受けている患者に対して，末梢静脈カテーテルの定期的な入れ替えを行わないことを弱く推奨する。
6	EV を予防するための投与方法として，輸液ポンプより自然滴下が推奨されるか	末梢静脈からのがん薬物療法薬の投与方法において，EV 予防と速度管理のバランスを考慮し，自然滴下を行うこと・行わないことを弱く推奨する。
7	EV リスクを考慮した場合，ホスアプレピタント投与を行うことは推奨されるか	がん薬物療法の制吐療法として用いるホスアプレピタントは，投与時に血管痛などの注射部位反応が増加することが報告されているが EV のリスクを高めるというエビデンスはない。ホスアプレピタントの投与はアプレピタントの内服困難症例などに限定し，注射部位反応に注意しながら使用することを弱く推奨する。
8	EV の早期発見のために逆血確認を行うことは推奨されるか	EV の早期発見のために逆血確認を行うことを弱く推奨する。

*，**重要用語の定義参照(p.6)

(つづく)

（つづき）

CQ 番号	CQ	推奨文
9	皮膚障害の悪化予防として EV が起こったときに残留薬液または血液の吸引は推奨されるか	推奨なし
10a	EV による皮膚障害・炎症の悪化・進行を防ぐために局所療法として冷罨法(冷却)は推奨されるか	EV による皮膚障害・炎症の悪化・進行を防ぐために局所療法として冷罨法(冷却)をすることを弱く推奨する。
10b	EV による皮膚障害・炎症の悪化・進行を防ぐために局所療法として温罨法(加温)は推奨されるか	EV による皮膚障害・炎症の悪化・進行を防ぐために局所療法として温罨法(加温)をしないことを弱く推奨する。
11	アントラサイクリン系がん薬物療法薬の EV にデクスラゾキサンの使用は推奨されるか	アントラサイクリン系がん薬物療法薬の EV に対してデクスラゾキサンの投与をすることを弱く推奨する。
12	EV に対して，ステロイド局所注射は推奨されるか	EV に対して，ステロイド局所注射を行わないことを弱く推奨する。
13	EV に対して，ステロイド外用剤塗布は推奨されるか	EV に対して，ステロイド外用剤塗布を行うことを弱く推奨する。
14	EV による壊死を伴わない皮膚潰瘍病変のデブリードメントは推奨されるか	EV による壊死を伴わない皮膚潰瘍病変に対してデブリードメントを行わないことを弱く推奨する。

3. EV に関する診療・ケアのアルゴリズム

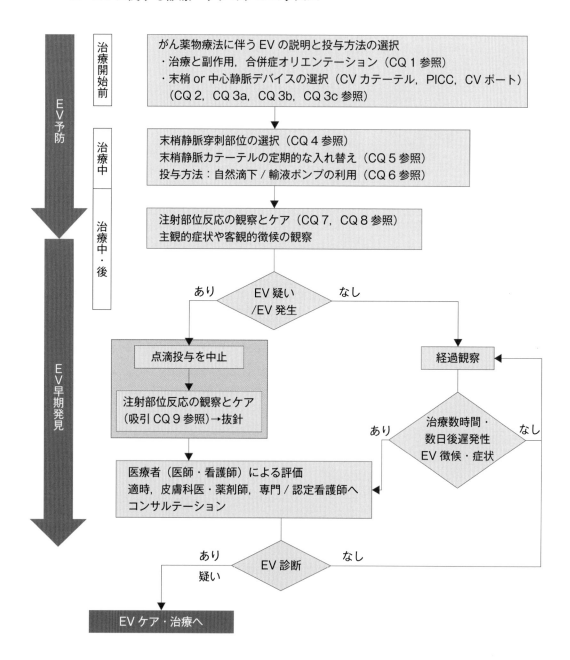

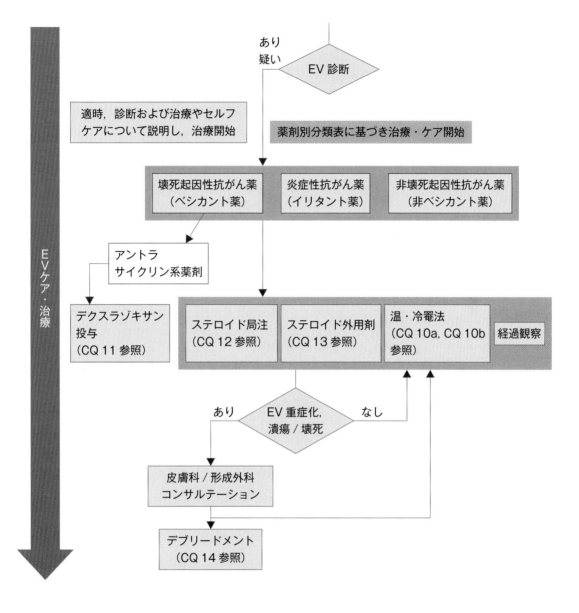

4. 用語・略語一覧

本文中の略称	正式名称
CQ	クリニカルクエスチョン，臨床疑問（clinical question）
EV	血管外漏出（extravasation）
SR	システマティックレビュー（systematic review）
RCT	ランダム化比較試験（randomized controlled trial）
DMSO	ジメチルスルホキシド（dimethyl sulfoxide）
ONS	米国がん看護学会（Oncology Nursing Society）
EONS	欧州がん看護学会（European Oncology Nursing Society）
ESMO	欧州臨床腫瘍学会（European Society for Medical Oncology）
NHS	英国国民保健サービス（National Health Service）

CV ポート	皮下埋め込み型中心静脈アクセスポート（central venous access port）
PICC	末梢挿入中心静脈カテーテル（peripherally inserted central venous catheter）
CTCAE	有害事象共通用語規準（Common Terminology Criteria for Adverse Events）
QOL	生活の質，人生の質（quality of life）

5. 重要用語の定義

用語	定義
がん薬物療法/がん薬物療法薬	抗腫瘍効果を発揮する薬物で，細胞傷害性抗がん薬，分子標的治療薬，免疫チェックポイント阻害薬，ホルモン療法薬等全てを含む。
ベシカント薬/壊死起因性抗がん薬#	血管外へ漏れ出た場合に，水疱や潰瘍をもたらす可能性がある薬剤である。また，組織傷害や組織壊死のような EV の重度な副作用が生じる可能性がある。
イリタント薬/炎症性抗がん薬#	血管外へ漏れ出た場合に，注射部位やその周囲，血管に沿って痛みや炎症が生じる可能性がある薬剤である。多量の薬剤が血管外に漏出した場合には潰瘍をもたらす可能性もある。
非ベシカント薬/非壊死起因性抗がん薬#	薬剤が漏れ出た場合に，組織が傷害を受けたり破壊されたりすることはない（可能性は非常に低い）といわれる薬剤である。
デブリードメント	死滅した組織，成長因子などの創傷治癒促進因子の刺激に応答しなくなった老化した細胞，異物，およびこれらにしばしば伴う細菌感染巣を除去して創を清浄化する外科処置のこと。デブリードマンともいう。
エビデンスの確実性（強さ）*	推奨作成における推奨を支持する強さに対する確信のことである。
推奨*	エビデンス，益と害，患者・市民の価値観・希望，費用などの評価に基づき臨床における意思決定を支援する文章のこと。診断，治療，予防などのための選択肢について推奨が作成される。
自然滴下式輸液装置	気圧により輸液を自然に落下させる方法（自然滴下）に基づく輸液装置を指す。
CV	中心静脈穿刺による中心静脈カテーテル挿入のこと。鎖骨や頸部，大腿部の静脈から穿刺し，カテーテルの先端は心臓付近の中心静脈に位置する。
PICC	末梢静脈穿刺による中心静脈カテーテル挿入のこと。腕の末梢静脈から穿刺し，カテーテルの先端は心臓付近の中心静脈に位置する。

日本がん看護学会.外来がん化学療法看護ガイドライン 1 抗がん剤の血管外漏出およびデバイス合併症の予防・早期発見・対処　2014年版.金原出版.
* Minds 診療ガイドライン作成マニュアル 2020 ver. 3.0

2　ガイドラインの作成組織

1. 作成主体

一般社団法人 日本がん看護学会（Japanese Society of Cancer Nursing : JSCN）

公益社団法人 日本臨床腫瘍学会（Japanese Society of Medical Oncology : JSMO）

一般社団法人 日本臨床腫瘍薬学会（Japanese Society of Pharmaceutical Oncology : JASPO）

2．ガイドライン統括委員会

氏名	所属
○飯野　京子	日本がん看護学会ガイドライン委員会副委員長，国立看護大学校
矢ヶ崎　香	日本がん看護学会ガイドライン委員会委員長，慶應義塾大学
田墨　惠子	日本がん看護学会ガイドライン委員会委員，大阪大学医学部附属病院

（○委員長）

3．ガイドライン作成グループ

氏名	所属	職種	所属学会
菅野かおり	日本看護協会神戸研修センター教育研修部 認定看護師教育課程	看護師	JSCN
田墨　惠子	大阪大学医学部附属病院看護部オンコロジーセンター	看護師	JSCN
◎矢ヶ崎　香	慶應義塾大学看護医療学部	看護師	JSCN
岡元るみ子	千葉西総合病院腫瘍内科/外来化学療法センター	医師	JSMO
○松本　光史	兵庫県立がんセンター腫瘍内科/外来化学療法センター	医師	JSMO
相澤　雄介	防衛医科大学校病院薬剤部	薬剤師	JASPO
青山　剛	公益財団法人がん研究会有明病院薬剤部	薬剤師	JASPO
文　靖子	厚生労働省医薬・生活衛生局医薬品審査管理課	薬剤師	JASPO
○龍島　靖明	独立行政法人国立病院機構埼玉病院薬剤部	薬剤師	JASPO

（◎代表，○各学会リーダー）（職種ごとに五十音順）

4．システマティックレビューチーム

氏名	所属	職種	所属学会
青柳　秀昭	北里大学病院看護部	看護師	JSCN
赤地　桂子	埼玉県済生会川口総合病院看護部	看護師	JSCN
淺野　耕太	京都第二赤十字病院外来化学療法センター	看護師	JSCN
新幡　智子	慶應義塾大学看護医療学部	看護師	JSCN
國友　香奈	静岡県立静岡がんセンター患者家族支援センター外来患者支援室	看護師	JSCN
小山　美樹	東京女子医科大学病院看護部	看護師	JSCN
橋本理恵子	関西医科大学看護学部	看護師	JSCN
○藤川　直美	石川県立中央病院看護部外来化学療法室	看護師	JSCN
○三浦美和子	東京都済生会中央病院がん診療統括センター	看護師	JSCN
相原　聡美	江口病院内科・腫瘍内科	医師	JSMO
赤石　裕子	大阪市立総合医療センター腫瘍内科	医師	JSMO
緒方　貴次	愛知県がんセンター薬物療法部	医師	JSMO
○尾上　琢磨	兵庫県立がんセンター腫瘍内科	医師	JSMO
高橋　昌宏	東北大学病院腫瘍内科（東北大学加齢医学研究所臨床腫瘍学分野）	医師	JSMO
西村　明子	公益財団法人がん研究会有明病院乳腺センター乳腺内科	医師	JSMO
棟方　理	国立がん研究センター中央病院血液腫瘍科	医師	JSMO

加戸　寛子	NTT 東日本関東病院薬剤部	薬剤師	JASPO
金子　基子	山形大学医学部附属病院薬剤部	薬剤師	JASPO
国吉　央城	上尾中央総合病院薬剤部	薬剤師	JASPO
熊倉　康郎	名古屋大学医学部附属病院薬剤部	薬剤師	JASPO
蔵田　靖子	岡山大学病院薬剤部	薬剤師	JASPO
小室　雅人	国立国際医療研究センター病院薬剤部	薬剤師	JASPO
○佐藤　淳也	国際医療福祉大学病院薬剤部/国際医療福祉大学薬学部医療薬学分野	薬剤師	JASPO
鈴木　大介	日本調剤株式会社 日本調剤名大前薬局	薬剤師	JASPO
済川　聡美	愛媛大学医学部附属病院薬剤部	薬剤師	JASPO
副島　梓	公益財団法人がん研究会有明病院薬剤部	薬剤師	JASPO
辻　将成	株式会社アインファーマシーズ	薬剤師	JASPO
坪谷　綾子	川崎市立多摩病院薬剤部(指定管理者 聖マリアンナ医科大学)	薬剤師	JASPO
葉山　達也	日本大学医学部附属板橋病院薬剤部	薬剤師	JASPO
吉田　幹宜	国立国際医療研究センター病院薬剤部	薬剤師	JASPO

（○各学会 SR リーダー）（職種ごとに五十音順）

5．薬剤別分類表作成ワーキンググループ

氏名	所属	職種	所属学会
赤石　裕子	大阪市立総合医療センター腫瘍内科	医師	JSMO
○佐藤　淳也	国際医療福祉大学病院薬剤部/国際医療福祉大学薬学部医療薬学分野	薬剤師	JASPO
辻　将成	株式会社アインファーマシーズ	薬剤師	JASPO
藤川　直美	石川県立中央病院看護部外来化学療法室	看護師	JSCN

（○ WG リーダー）（五十音順）

6．診療ガイドライン作成方法の専門家

氏名	所属	役割
佐藤　康仁	静岡社会健康医学大学院大学 社会健康医学研究科，Minds アドバイザー	診療ガイドライン作成方法論の専門家
加藤　惠子	国立がん研究センター中央病院 図書館司書	医学文献検索の専門家
山崎むつみ	静岡県立静岡がんセンター 医学図書館司書	医学文献検索の専門家

7．外部評価委員会

氏名	所属	職種	所属学会
小澤　桂子	NTT 東日本関東病院看護部	看護師	JSCN
平井　和恵	東京医科大学医学部看護学科	看護師	JSCN
堺田惠美子	千葉大学医学部附属病院血液内科	医師	JSMO
下村　昭彦	国立国際医療研究センター病院乳腺・腫瘍内科	医師	JSMO

鈴木　賢一	星薬科大学臨床教育研究学域実務教育研究部門	薬剤師	JASPO
牧野　好倫	埼玉医科大学国際医療センターがんゲノム医療科/薬剤部	薬剤師	JASPO

（職種ごとに五十音順）

8. 外部専門医（皮膚科）コンサルテーション担当者

氏名	所属	職種
高井　利浩	兵庫県立がんセンター皮膚科	医師
西澤　綾	東京都立駒込病院皮膚腫瘍科	医師

（五十音順）

9. ガイドライン作成過程の協力者

氏名	所属
患者団体代表 桜井なおみ	一般社団法人 CSR プロジェクト代表理事
患者団体代表 蛭間健太郎	キャンサー・ソリューションズ株式会社

（五十音順）

10. ガイドライン作成事務局

　　事務局は日本がん看護学会事務局に設置。

3 ガイドライン作成経過

1. 作成方針

　　本ガイドラインの作成にあたって，日本がん看護学会（JSCN），日本臨床腫瘍学会（JSMO），日本臨床腫瘍薬学会（JASPO）の 3 学会合同作成委員会を組織した。本ガイドラインは，「がん薬物療法に伴う血管外漏出に関する合同ガイドライン 2023 年版（第 3 版）［外来がん化学療法看護ガイドライン 1：改訂・改題］」である。

　　がん薬物療法に伴う血管外漏出（extravasation：EV）に対するケア・治療は臨床上の重要課題である。この課題に対して，多職種により発症予防，悪化予防のための治療やケアが検討され，さらに患者や家族の価値観・意向を考慮し，話し合いによって意思決定することが不可欠となる。したがって，本版より上述した 3 学会合同で改訂版を作成することになった。本ガイドラインは「Minds 診療ガイドライン作成マニュアル 2017」，途中からは「Minds 診療ガイドライン作成マニュアル 2020」を参考に作成し，臨床や在宅において医療関係者や患者，家族，介護士，ヘルパー，市民らが EV の予防，早期発見，対処・管理に活用できる治療やケアの指針を示すこととした。これにより，EV の予防，早期発見や適切な治療やケアの方法と質の均てん化を促すことに貢献する。

2. 使用上の注意

本ガイドラインは EV の予防や管理，対応に関する指針を示すものであり，医療機関，医療者および患者の状況を踏まえて適用するか否かを検討する必要がある。これらを遵守することで費用が生じることもあり，各医療機関や患者の経済的な負担も考慮しなければならない。

なお，EV の発症の責任や EV に関する治療，ケアの結果の責任は各医療機関・医療者にあり，本ガイドラインの使用およびその結果に関しては，3 学会および本ガイドラインの各委員会は責任を負わない。また本ガイドラインは EV の予防や管理，対応に関する指針の提供を目指しており，医療訴訟などの資料となるものではない。

3. 利益相反（conflict of interest：COI）

本ガイドライン作成に関わった全ての関係者に対し，COI の申告を依頼した。COI は日本医学会 COI 管理ガイドライン（2020 年 3 月一部改訂）に基づいて実施した。日本がん看護学会利益相反委員会の規定に則り，委員会において審査した。利益相反の事項について適確に報告されていることが確認された。推奨決定会議において，COI を有する委員は関連する CQ への投票を行わないといった対応を行った。COI は巻末の「Ⅴ. 付録」に掲載した（113頁）。

4. 作成資金

作成全般にかかる資金のうち 3 分割可能な費目（研修会開催費や CQ 検索費用等）や各委員の交通費等は各学会から支出し，それ以外は日本がん看護学会ガイドライン委員会予算を作成資金とした。

本資金提供者はガイドラインの内容には一切影響を与えていない。

5. 組織編成
1）ガイドライン統括委員会

ガイドライン統括委員会は，日本がん看護学会ガイドライン委員会のメンバーから編成した。統括委員会委員長は作成メンバーを担わず，中立的な立場を保つように考慮した。統括委員会委員は作成メンバーを兼ねて，連携が取れるようにした。委員一覧は 7 頁に掲載する。

2）ガイドライン作成グループ

日本がん看護学会理事長より，各学会へガイドライン作成グループメンバーの推薦を依頼し，日本がん看護学会 3 名，日本臨床腫瘍学会 2 名，日本臨床腫瘍薬学会 4 名，計 9 名が任命された。ガイドライン作成過程では，開始時より外部評価後のプロセスまで診療ガイドライン作成方法論の専門家にアドバイザーとして適宜助言や指導を得て，ガイドラインの質の確保に努めた。委員一覧は 7 頁に掲載する。

3) システマティックレビューチーム

各学会よりシステマティックレビューアーを公募し，応募者および推薦者から数名を任命した。結果として日本がん看護学会9名，日本臨床腫瘍学会7名，日本臨床腫瘍薬学会14名(計30名)が任命された。各学会のシステマティックレビューアーからリーダーを選抜した。委員一覧は7頁に掲載する。全ての委員にCOIの申告を依頼し，担当するCQに影響しないかを確認したうえでSRを行った。

4) 薬剤分類ワーキンググループ

薬剤分類表を作成するためのワーキングメンバーを発足し，作業を進めることとした。各学会から1~2名を推薦し，計4名で発足した。

6. 作成工程

1) ガイドライン統括委員会の設置

作成主体となる日本がん看護学会ガイドライン委員会に作成事務局および統括委員会を設置し，委員長，委員を選出した。作成組織のメンバーへの連絡調整や会議の準備，文献収集等の事務作業および作成資金の管理，調整を担った。詳細は7頁に示した。

2) ガイドライン作成手順スケジュールの決定

ガイドライン作成前に統括委員会にておおよそのスケジュールを検討し，進捗に応じて適宜作成メンバー代表が修正を重ねた。

ガイドライン作成手順については「Minds診療ガイドライン作成マニュアル2017」に準じて進めることを統括委員会で決定し，初回の作成メンバー会議にて合意のうえ進めることとなった。また初回の作成メンバー合同会議にて各学会のリーダーを選定した。

Mindsの推奨プロセス	活動内容	スケジュール
作成目的の明確化 作成主体の決定	日本がん看護学会理事会にて活動開始の承認 会員向けにメンバー公募 メンバーの選出	2019年7月
	委員長の決定	2019年9月
	日本臨床腫瘍学会理事会承認	2020年4月
	日本臨床腫瘍薬学会理事会承認	2020年2月
事務局・ガイドライン組織の編成	各学会メンバー決定	2020年5月
	Mindsアドバイザー決定	2020年9月
	司書決定	2020年10月
スコープ作成	スコープ案	2020年3月
	スコープ完成	2021年4月

Minds の推奨プロセス	活動内容	スケジュール
重要臨床課題から CQ の設定	CQ 公募	2020 年 10 月 2 日～15 日
	重要臨床課題の検討と CQ 絞り込み，担当者案決定	2020 年 10 月～12 月
	CQ 検討	2020 年 10 月～2021 年 1 月
	CQ と SR メンバーの担当決定	2020 年 10 月～2021 年 1 月
エビデンス収集・評価・統合 システマティックレビュー	SR メンバー公募(理事会承認)	2020 年 12 月
	SR 研修会(コクランの研修)	2020 年 12 月 20 日
	文献検索	2021 年 2 月～4 月
	SR 実施(一次スクリーニング)	2021 年 4 月～6 月中旬
	SR の結果報告	2021 年 6 月下旬
	二次スクリーニングとエビデンス総体の完成	2021 年 7 月～11 月
推奨作成	推奨決定に向けた患者の価値観に関する患者団体代表者インタビュー(計 2 名)	2021 年 10 月と 11 月
	推奨案の作成	2021 年 11 月～12 月
ガイドライン草案作成	推奨案作成の検討	2021 年 12 月～2022 年 3 月
	草案作成	2021 年 12 月～2022 年 4 月
外部評価・パブリックコメント募集	各学会理事会承認	2022 年 5 月
	パブリックコメント	2022 年 5 月～6 月
	外部評価	2022 年 3 月～4 月　皮膚科医 2022 年 5 月～6 月　外部評価
原稿完成	原稿修正	2022 年 6 月～7 月
	各学会最終原稿理事会承認	2022 年 8 月
	三校まで実施	2022 年 8 月～11 月
公開		2022 年 12 月
普及・導入・評価		2023 年 12 月以降
改訂		2027 年頃

7. 管理方針の決定

1）利益相反（conflict of interest：COI）

　COI 申告の時期と申告対象者について検討し，本ガイドライン作成に関わる全ての関係者に対し，次の期間における本ガイドラインに関連する企業・組織・団体との経済的関係について年 1 回ずつ申告を依頼し，提出された(初回は過去 3 年間の COI を申告した)。

　作成グループメンバー：2017 年 1 月 1 日～2021 年 12 月 31 日

　SR レビューチームメンバー：2017 年 1 月 1 日～2021 年 12 月 31 日

　司書・アドバイザー：2017 年 1 月 1 日～2021 年 12 月 31 日

　外部評価委員：2019 年 1 月 1 日～2021 年 12 月 31 日

　外部コンサル：2019 年 1 月 1 日～2021 年 12 月 31 日

　患者団体代表者：2018 年 1 月 1 日～2020 年 12 月 31 日

なお，本ガイドライン作成に携わった作成メンバーおよび SR メンバーは無報酬で参加した。

2） スコープの作成工程

第1回会議にてガイドライン作成プロセスの概要，スコープ案の検討を行った。特に，本ガイドラインの利用者について意見交換し，医療関係者および患者，家族だけでなく，在宅では介護士，ヘルパー，重要他者(市民)等も EV の早期発見に重要な役割を担うため，本ガイドラインの利用者に含むことについて合意を得た。

第2回会議以降は重要臨床課題について検討を重ねた。文献検索の範囲等についても決定したが，検索過程で一部変更があり，適宜スコープを改訂した。また，本ガイドラインに着手した時点では，「Minds 診療ガイドライン作成マニュアル 2017」に基づいてスコープを作成したが，2021 年秋の推奨決定会議前には「Minds 診療ガイドライン作成マニュアル 2020」のフォーマットに則り，スコープを更新した。

3） システマティックレビューに関する事項

文献集合：文献検索は医学図書館司書2名に依頼した。2名の司書は重要臨床課題の検討過程から会議に参加し，重要臨床課題の背景(臨床状況)の把握に努め，キーワードの絞り込みに反映した。適切な検索を行うために，ガイドライン作成メンバーと検索担当の司書との間での重要臨床課題や CQ に対する理解の共有を行い，検索作業を進めた。各文献集合は担当の作成メンバーが確認し，必要時再検索を実施あるいはハンドサーチで重要な文献を追加した。

一次・二次スクリーニング：SR チームは30名で組織し，編成後，SR の方法について説明会(勉強会)を複数回開催し，レビューアーの質を担保した。作成メンバーが文献集合を確認してから SR チームによる一次スクリーニングを予定した(約1カ月)。二次スクリーニングとエビデンス総体の評価は2カ月間を予定し，エビデンスの評価シートを用いてアウトカムごとのエビデンス評価，次いでエビデンス総体，SR レポート作成を行うこととした。

4 疾患トピックス― EV の基本的特徴

1．臨床的・疫学的特徴

静脈内に投与されるべき薬剤が血管周囲の皮下組織などに漏れ出ることを EV という。なお，本ガイドラインでは，がん薬物療法に伴う血管外漏出を EV として取り扱うことにしている。がん薬物療法のうち壊死起因性抗がん薬の EV 頻度は 0.1〜6.5％と報告されている[1]。また，中心静脈カテーテルを介した漏出の発生は，0.4〜4.7％という報告[2]もある。EV は医療チームの成熟や手技等の進歩により改善されているものの，一定の頻度で生じる可能性がある事象である。EV によって，皮膚や周辺組織に障害を起こし，発赤，腫脹，疼痛，灼熱感，びらん，水疱形成のみならず，潰瘍化，組織壊死等の外科的介入を必要とするような皮膚状態を引き起こす可能性がある。

　がん薬物療法は，皮膚組織壊死障害によって，壊死起因性(vesicants，ベシカント)，炎症性(irritants，イリタント)，非壊死起因性(non-vesicants，非ベシカント)に分類されている。

　壊死起因性抗がん薬は，DNA結合型と非結合型に分類され，DNAに結合するアントラサイクリン系薬剤(ドキソルビシンやダウノルビシン等)は，組織損傷と進行性潰瘍形成が長期にわたる。これは，薬剤が静脈から漏出し，細胞のアポトーシスを引き起こす際に，エンドサイトーシスによって隣接する正常細胞に取り込まれるためとされている。このプロセスにより，アントラサイクリンが長期間組織内に保持され，周辺組織で再循環されるため，組織損傷が繰り返されると報告[3-5]されている。上記理由により，DNA結合型抗悪性腫瘍薬のEVによる損傷は，時間の経過とともに範囲が広がり，深く，痛みが増すとされている。また，免疫低下状態にある患者のEVは，感染症等の高い発生率と関連している[6]。

　一方，DNA非結合型の薬剤には，ビンカアルカロイド系薬剤等があり，EV時に正常組織にアントラサイクリン系薬剤のように間接的ではなく，直接的な影響を及ぼすとされている。DNA非結合型は，最終的に組織内で代謝され，DNA結合型よりも容易に無毒化されるという報告[7]がある。そのため，DNA非結合型薬剤のEVによる組織損傷は，限局性のままであり，軽度から中等度の痛みを伴い，時間の経過とともに改善するといわれている。

　炎症性抗がん薬は，漏出部位で炎症，刺激もしくは疼痛等を生じるものの組織壊死を引き起こす可能性が一般的には低いことが知られている。一部の刺激性を持つがん薬物療法においては，大量の漏出により潰瘍を引き起こす可能性があるため注意が必要である[8]。

　非壊死起因性抗がん薬は，一般的に不活性もしくは中性化合物であり，炎症などを引き起こしにくい。潰瘍形成はないものの注射部位に痛みなどを感じることがある[8]。

　EVのリスクには患者側の因子と医療側の因子が報告[9]されている。患者側の因子としては，細い血管，複数回にわたるがん薬物療法歴，出血傾向，高度な肥満，広範囲にわたる皮膚疾患等が挙げられ，医療側の因子としては，経験の浅いスタッフによる穿刺，高流量による点滴，ワンショットなどの投与方法が挙げられる。EVの一般的な症状として灼熱感，疼痛や腫脹がある。海外のガイドライン[9]では，がん薬物療法を受けている患者に些細な感覚変化が生じたときには確認が必要であると述べている。そのため，感覚障害の生じやすい末梢神経障害やリンパ浮腫等の循環障害のある患者では，EVの症状である疼痛を認識することが難しく，発見が遅れる可能性が指摘[9, 10]されている。また，コミュニケーションに支障がある患者(精神症状，傾眠，脳血管障害等)や正確に症状を訴えることができない小児患者もEVの症状や徴候の発見が遅れる可能性がある。

　EVの発症は，疼痛やその程度によってはQOLの低下のみならず治療の継続等にも影響を与える可能性があるため，EVの予防，早期発見は重要である。

2. EV に関する診療・ケアの全体的な流れ

1) 治療開始前

　がん薬物療法を受ける患者にとって EV の発症予防が最も重要である。そのため，治療開始前には，投与方法，およびどの部位（血管）にどのデバイスを用いて投与するのかについて，医療者は十分に検討し，利点，欠点を含めて患者に説明し，話し合う必要がある。特に治療方針，治療計画に加え，患者の生活習慣や価値観，意向も含めて協働した意思決定支援を行う。併せて，治療に伴う副作用や合併症についてのオリエンテーションを行い，患者の知識や対処できるような技術の習得を支援する。

2) 治療開始時〜治療中

　医療者は末梢静脈穿刺に際し，手背や肘関節周囲の静脈を避け，可能な限り最も太く柔らかい弾力のある血管など適切な部位を選択し，穿刺することが EV を予防するうえで極めて重要である。また，適時に末梢静脈ラインの入れ替えや，投与方法を自然滴下にするか等を検討する。

3) 治療中〜終了後

　注射部位反応の観察としては，主観的な症状，客観的な徴候（腫脹，痛み，発赤，水疱），点滴投与状況（血液の逆流・滴下状態）を観察する。

　治療開始後，がん薬物療法中に EV の症状，徴候により，EV の疑いもしくは発生した場合は，直ちに投与を中止し，EV を鑑別し，適宜ケアや治療を行う。治療数日後，遅発性に発生した場合は，患者や介護者等が気づいた時点で医療機関へ連絡，受診し，診断後に治療を開始する。EV に対する治療は，投与した薬剤の分類［壊死起因性（vesicants），炎症性（irritants），非壊死起因性（non-vesicants）］および患者の主観的症状や客観的徴候（腫脹，漏出範囲，漏出量）や部位を統合し，また，リコール反応，静脈炎と EV を鑑別し，診断する[11]。EV と判断された場合は，何らかのケアや治療が必要か，経過観察とするのかを判断し，実施する。適時，皮膚科医師等，専門家へコンサルテーションする。漏出部位が潰瘍・壊死のように重症化した場合には，デブリードメントを行うこともある。詳細は，アルゴリズムを参照されたい（4 頁）。

3. EV の鑑別

　EV は前述したように静脈内に投与されるべき薬剤が血管周囲の皮下組織などに漏出することによって，皮膚や周辺組織に障害を起こし，疼痛，灼熱感，発赤，腫脹，びらん，水疱形成，潰瘍化，組織壊死といった主観的および客観的な症状が生じる。疼痛や発赤，腫脹は早期に出現する場合もあれば，遅発的に時間が経つにつれ症状が出現し徐々に増強する場合もある[12]。

　EV と類似する症状として，フレア反応（flare reaction），静脈炎，リコール反応がある。

　フレア反応とは静脈に沿って紅斑が出現し，通常数分内に消失することが多い。瘙痒が生じることもある。局所の疼痛はなく，血液の逆流は認める[12]。

　静脈炎は投与（穿刺）部位や血管に沿って痛み，紅斑や黒ずみが生じる。腫脹や潰瘍は生じない。血液の逆流を認めるが，炎症により血液の逆流が減少することもある[12]。

　リコール反応とは，原因となるがん薬物療法薬を投与した際に過去の放射線治療の照射野に炎症[13]が生じる現象および過去にがん薬物療法薬の EV を生じたことにより，その後同じ薬剤を投与した際に，再び EV 部位に炎症が生じる現象[14, 15]をいう。

　これらの主観的症状や客観的徴候の類似点，相違点および EV の既往，点滴投与時の状況（症状・徴候，穿刺時の状況，滴下の状況，血液逆流等）の情報も含めて，EV を鑑別しなければならない。

5　ガイドラインがカバーする内容に関する事項：スコープ

1. 目的

　本ガイドラインでは，がん薬物療法を受ける患者へ標準化したケア・治療を提供するために，安全性の確保が重要とされるがん薬物療法薬の EV に焦点を当て，エビデンスに基づき EV の予防，早期発見や対応，管理に関する指針を示した。すなわち，がん薬物療法を受ける患者と医療者が EV の予防，早期発見，対応や管理に関して協働した意思決定を支援する目的で多職種による合同ガイドラインを作成したのである。がん患者が安全かつ安心してがん薬物療法を受け，QOL を向上させることができるよう多職種で取り組んでいただきたい。

2. トピック

　がん薬物療法を受ける患者の EV

3. 想定される利用者

　本ガイドラインは，がん薬物療法を受ける患者の EV の予防，早期発見，対応・管理（治療やケア）を行う全ての者を利用対象としている。がん医療に携わる全ての看護師，各診療科医師，腫瘍内科医，皮膚科医，形成外科医，薬剤師，および，がん薬物療法を受ける患者，在宅医療を担う医師や看護師，薬剤師等，医療関係者に加え，家族や介護士，ヘルパーおよび市民に広く活用いただき，安全にがん薬物療法を患者が受けられるよう支援に役立てていただきたい。

4. 既存のガイドラインの作成の背景と関係

　2009 年に発刊した「外来がん化学療法看護ガイドライン1　抗がん剤の血管外漏出の予防・早期発見・対処 2009 年版」は，厚生労働科学研究費補助金（医療技術評価総合研究事業）による「外来がん化学療法における看護ガイドラインの開発と評価」（研究代表者　小松浩子）の研究成果の一つとして作成された。入院から外来通院治療への移行が進み，外来化学療法の安全性確保がより重視され，EV に関する患者のセルフケア促進についての指針を

示したものである。対象検索期間は2008年までとした。

次いで，「外来がん化学療法看護ガイドライン1　抗がん剤の血管外漏出の予防・早期発見・対処 2014年版（第2版）」として日本学術振興会科研費（研究代表者 小松浩子）により改訂作業が進められ，日本がん看護学会の重要な事業として位置づけられ発刊に至った。第2版ではCQの再検討，追加を行い，初版の検索期間以降（2008年）〜2013年7月を検索対象期間とした。特に中心静脈留置カテーテルや皮下埋め込みポートによる抗がん剤のEVに関するCQを加え，指針を作成した。また，新規薬剤や対処，治療についても最新のエビデンスが追加された。

本ガイドライン（第3版）においては，EVに対する治療・ケアは医療者の視点だけでなく，患者の価値観も考慮され，意思決定されるものであり，多職種で対応することが重要であるため，本版よりJSCN，JSMO，JASPOの3学会合同で作成した。また「Minds診療ガイドライン作成マニュアル2017」と，途中から「Minds診療ガイドライン作成マニュアル2020」を参考とした。がん薬物療法は外来に限らず，入院，在宅など多様な場で実施されるため，本ガイドラインは「外来」に限定せず，広くがん薬物療法によるEVに関して適用することを想定して改訂された。

5. ガイドラインがカバーする視点

Individual perspective（個人視点）で作成する。すなわち，本ガイドラインは患者個別の立場から推奨を考えて作成する。

6. ガイドラインがカバーする範囲
1）本ガイドラインがカバーする範囲
（1）がん薬物療法によるEVを対象とした。

（2）対象者の年齢に制限はなし（小児含む）。

（3）がん薬物療法の投与方法は末梢静脈，中心静脈カテーテル，CVポートを含み，デバイスの種類は問わないこととした。

2）本ガイドラインがカバーしない範囲
（1）がん薬物療法と支持療法以外の薬剤によるEVとその対応方法は除く。

（2）動脈から投与した薬剤の漏出は除く。

7. 重要臨床課題
本ガイドラインではEVに関わる重要臨床課題1〜10が見出され，がん薬物療法投与前からEV発症後の治療やケアに関わる内容が網羅された。本ガイドライン作成過程では，3学会へ「がん薬物療法（支持療法含む）による血管外漏出（予防，鑑別，対処，ケアや治療等）に関する疑問」について募集した結果，支持療法薬としてはホスアプレピタントのみ意見があり，作成メンバー間で議論を重ね，重要臨床課題として取り上げた。これらをもとにクリニ

カルクエスチョンを抽出した。

　CQ の抽出過程では，作業量と質の担保の点からできる限り CQ の数を絞ることの重要性について診療ガイドライン作成方法論の専門家よりアドバイスを受けたため，作成メンバー間で議論を重ね CQ を決定した。第 2 版の CQ が多かったため整理，改訂した結果，CQ1〜14（全 17CQ）で構成された。

重要臨床課題 1	患者指導，患者によるセルフケアは EV の予防，悪化防止に有効か
重要臨床課題 2	中心静脈あるいは末梢静脈投与の適用判断はどのようにすべきか
重要臨床課題 3	血管の選定はどのようにすべきか
重要臨床課題 4	使用機材による影響があるのか（ポンプを含む）
重要臨床課題 5	EV が疑われたときに逆血の確認や吸引は有効か
重要臨床課題 6	EV に対して温罨法・冷罨法は有効か
重要臨床課題 7	支持療法薬のホスアプレピタントに対する有効な EV 予防はあるか
重要臨床課題 8	デクスラゾキサンはどういった患者に有効か
重要臨床課題 9	ステロイド（局注・外用剤）による介入は推奨されるか
重要臨床課題 10	デブリードメント（早期・遅発性）は推奨されるか

6　システマティックレビューに関する事項

1. 実施スケジュール

　SR メンバーは診療ガイドライン作成方法論の専門家より開始前，開始後進捗に応じて講義を受けて，SR の方法を習得，実施し，SR の質の確保に努めた。

　SR に用いる文献は医学図書館司書・医学文献検索の専門家 2 名により約 2 カ月で 1 回目の検索を実施した。その検索結果を作成メンバーが概観した。一部の CQ はキーワードを変更，追加し再検索を依頼したため，さらに 2 カ月ほど検索期間を延長し，十分に時間をかけた。

　SR メンバーによる一次スクリーニングは 2021 年 4 月下旬〜6 月中旬とした。一次スクリーニングの結果および進捗状況を踏まえて合同会議を開催し，二次スクリーニングに向けた準備として，作業方法等の学習を行った。

　二次スクリーニングは文献の選出とエビデンス総体の評価と統合に 3 カ月（2021 年 8 月〜10 月）を計画した。一部の CQ は文献集合数が大量のため 11 月下旬まで期間を確保し，丁寧に検討を重ねた。

　SR メンバーはエビデンス総体の評価と統合まで作業を行い，SR レポートを作成し，報告した。

2. エビデンス検索

1) エビデンスタイプ

(1) 個別研究論文［ランダム化比較試験(RCT)，非ランダム化比較試験(non-RCT)，観察研究，事例研究など］を対象論文とした。

(2) システマティックレビュー(SR 論文)を参考にする場合はその引用文献をハンドサーチし，引用文献を評価の対象論文とした。

(3) 既存のガイドラインについては参考資料とし，必要時，ガイドラインの引用文献をハンドサーチし，評価の対象論文とした。

2) 検索の対象とするデータベース

PubMed，医学中央雑誌(医中誌)を対象とした。

3) 検索の基本方針

検索対象期間は基本的に 1995 年〜2021 年 2 月と定めて各 CQ(CQ1，4，5，6，9，10a，10b)の検索を行った。一方，文献数が少ないことが見込まれた CQ(CQ2，3a，3b，3c，7，8，11，12，13，14)については検索期間を定めず無制限で実施した。さらに，ハンドサーチは 2021 年 5 月末までとし，検索キーワードは CQ ごとに「CQ の設定」のワークシートに記した CQ の構成要素(PICO)*をもとに実施した。文献検索は，国立がん研究センター中央病院図書館司書 加藤惠子氏，静岡県立静岡がんセンター医学図書館司書 山崎むつみ氏が行った。なお，日本語，英語の論文のみを検索の対象とした。

3. 文献の選択基準，除外基準

選択基準：一次研究

除外基準：動物実験，レビュー論文，ガイドラインと定めて SR を開始した。しかしながら，SR によって一次研究の中で採用論文がない場合，レビュー論文，ガイドラインに用いられている引用文献をハンドサーチし，対象論文に含めた。また，該当する論文がない場合は，一部動物実験結果を考慮することとした。

4. 対象集団の希望や価値観について

本ガイドラインでは，対象となる患者の希望や価値観を把握し，ガイドラインの作成に考慮，反映することを目的に，個別インタビューを計画した。

患者団体代表者に本ガイドラインおよびインタビューの主旨を文書で説明し，参加の意思

---

*CQ の構成要素(PICO)：重要臨床課題が決定したら CQ ごとに構成要素を抽出する。CQ の構成要素として一般的に用いられているのは PICO と呼ばれる形式である。

P(Population, Problem, Patients)：介入を受ける対象のこと。

I(Interventions)：推奨するかどうか検討する介入のこと。

C(Comparators, Controls, Comparisons)は I と比較検討する介入のこと。

O(Outcomes)：I/C で設定した介入を行った結果として起こり得るアウトカム事象のこと。

を示した2名に協力を得た。2021年10月～11月に1名はオンラインでインタビューを実施し，別の1名は会議室にて対面で個別インタビューを実施した。インタビューアーは作成メンバー2名が担当し，インタビューガイドに基づき各CQについて価値観や意向について語っていただき，同意のうえで録音し，逐語録を作成メンバーと共有した。これらの過程を通して作成メンバーはCQに対する患者の希望や価値観をガイドラインの内容に反映した。

5．エビデンスの評価とエビデンス総体

　SRチームが，評価シートを用いて各CQに関する個々の研究のバイアスリスク評価，エビデンス総体の評価を行った。まず，SRチームはアウトカムごとにエビデンス（エビデンスの確実性：強さ）を評価し，それらの評価をCQごとにまとめてエビデンス総体評価として，全体的なエビデンスの確実性（強さ）を評価した（表1）。次いで定性的SR，定量的SRを行い，SRレポートを作成の上，作成メンバーへ提出した。

　SRチームは，SRによるスクリーニング，評価シートを用いてバイアスリスク，非直接性，リスク人数（アウトカム率），信頼区間，等の項目に対する評価，エビデンス総体評価，およびSRレポート作成を独立して実施した。特に作成メンバーがSRに関する意思決定には関わらないことを遵守した。

表1　エビデンス総体のエビデンスの確実性（強さ）

A（強）	効果の推定値が推奨を支持する適切さに強く確信がある
B（中）	効果の推定値が推奨を支持する適切さに中程度の確信がある
C（弱い）	効果の推定値が推奨を支持する適切さに対する確信は限定的である
D（非常に弱い）	効果の推定値が推奨を支持する適切さほどんど確認できない

（Minds 診療ガイドライン作成マニュアル 2020. Ver3.0）

7　推奨決定から公開に向けた最終調整，導入方針まで

1．推奨文案の作成

　本ガイドラインの推奨決定はEtDフレームワーク**を用いる方針とし，各作成メンバーは担当したCQに関するEtDフレームワークを作成した。作成メンバーがCQごとにSRメンバーが作成したエビデンス評価シート（エビデンス総体評価等）を基に，EtDフレームワークの基準［基準1.問題の優先度，基準2.望ましい効果，基準3.望ましくない効果，基準4.エビデンスの確実性（強さ）（表1），基準5.価値観，基準6.効果のバランス，基準7.費用対効果，基準8.必要資源量，基準9.容認性，基準10.実行可能性］により推奨のタイプ（表2）を決定し，推奨文案を作成した。

** EtD フレームワーク（Evidence to Decision framework）：推奨決定の手順のひとつで，推奨決定のための価値評価テーブル。（「Minds 診療ガイドライン作成マニュアル 2020」より）

2. 推奨作成の基本方針

　推奨決定は SR メンバーとは独立して, 作成メンバー 9 名による推奨決定会議において討議後, 投票により決定した。あらかじめ「投票の合意率は 80％以上」, また「80％に満たない場合は追加で 2 回まで再投票(計 3 回)を行うこと」, 加えて, 「3 回の投票によってコンセンサスが得られない場合は "推奨つかず" と判定すること」を定め, 実施した。Minds アドバイザー佐藤康仁氏は中立的な立場で参加した(投票権はなし)。

　推奨決定会議では, CQ ごとに, 作成メンバーが事前に作成した EtD フレームワーク等の資料に基づきプレゼンテーションを行い, 参加者全員で討議を重ねた後, 投票し, CQ に対するエビデンス総体の総括(表1)により推奨の強さ(強い, 弱い), 推奨のタイプ(表2)と方向性(行う, 行わない)を決定した。

　コンセンサスが得られず, 投票結果が 80％に満たなかった場合は再投票を実施した。また, 根拠となるエビデンスが乏しく, 討議の中で推奨タイプの決定が難しいと判断され「推奨なし」と判定することに合意が得られた CQ もあった。推奨決定会議は 2 回, 対面で実施した。1 つの CQ については投票前に持ち越しとなり, 3 回目の推奨決定会議はオンラインで開催した。討議後, オンライン投票機能を用いて投票し, 判定した。

表2　推奨のタイプ

・当該介入に反対する強い推奨
・当該介入に反対する条件付きの推奨
・当該介入または比較対照のいずれかについての条件付きの推奨
・当該介入の条件付きの推奨
・当該介入の強い推奨

(「Minds 診療ガイドライン作成マニュアル 2020」より)

　CQ の中には, エビデンスが少なく, 投票するための判断材料がない, 推奨タイプの決定が難しく, 投票に至らないと判断された場合は, 作成メンバー全員の合意のうえで「推奨なし」と決定した。

　推奨決定後, 作成メンバー間で解説文作成に関して次のような留意点が挙げられた。患者の病状や EV のリスク, 意向, および治療計画, 治療期間など個別的な状況によって判断が異なること, 医療機関の特殊性や環境(病棟, 外来, 在宅等)による資源の多様性を考慮する必要があること, 利用者が推奨文のみで判断しないよう解説文の記述方法を検討し, 誤解のないよう慎重に提示することを重視した。推奨決定に至った過程が重要であるため議論の内容や投票結果(回数や票および意見)を記した。加えて, 本ガイドラインでは患者の価値観, 意向について患者団体 2 名に個別にインタビューを実施し, 各 CQ に関する価値観や意向を把握した。解説文にはできるだけ当事者の生の声を用いて価値観や意向を明記し, 反映させた。

3. 公開に向けた最終調整

完成したガイドライン草案を最終決定するための手続きについて作成メンバーで検討し，EVの診療に関わる皮膚科医2名に特に4つのCQ(CQ 11～14)の解説文について意見を募ることとした。併せて外部評価委員による評価，3学会によるパブリックコメント，各理事会の承認を経て必要に応じて修正し，最終決定した。

本ガイドラインは印刷版および電子版で公開する。公開に向けて，ガイドラインに掲載する内容とJSCNのホームページで公開する内容を検討した。文献の検索式およびSRの作業過程で用いたフォーマットはJSCNのホームページで公開し，閲覧できるようにする。

4. 外部評価の具体的方法

本ガイドラインでは疾患の専門家によるコンサルテーションおよび外部評価委員による評価，パブリックコメントを実施することとした。

1) 外部専門医(皮膚科)コンサルテーション

解説文(CQ 11～14)およびEVの鑑別診断の記述について2名の皮膚科医師にコンサルテーションし，意見や助言を得た。皮膚科医への依頼および回答はメールで行い，意見や評価は記述的に回答してもらった。指摘箇所についての対応は作成メンバー間で検討した。

返答：2022年3月26日・27日

2) 外部評価委員による評価

作成組織立ち上げの際，3学会より外部評価委員各2名(計6名)が推薦され，決定した。

2022年5月18日に草案が完成し，2022年5月20日～2022年6月17日に外部評価委員会に外部評価を依頼した。同時に2022年5月26日に外部評価委員のミーティングを開催し，ガイドライン統括委員長，作成メンバー代表が参加し，本ガイドラインの概要について説明した。外部評価の進め方については外部評価委員会委員長より説明した。

外部評価委員会は，①AGREEIIを用いて個別に評価，および②各専門家としての評価，の2つの方法で評価を行った。評価後，外部評価委員は外部評価委員会委員長へ評価結果を提出し，委員長が匿名化および結果を集約した。

2022年6月27日に評価結果を作成メンバー代表へ提出された。

2022年7月1日にガイドライン作成メンバーは会議を行い，外部評価の結果を吟味および修正の方向性を検討した。2022年7月10日までに作成メンバーは外部評価およびパブリックコメントの結果を踏まえた修正を行った。2022年7月10日，診療ガイドライン作成グループは会議を行い，外部評価の結果への返答の検討および草案の修正を行い，最終稿を仕上げた。

全体として「推奨する」もしくは「条件付きの推奨」との評価結果を得たが，次の点について改善が提案された［AGREEII評価の結果から，評価平均が低い(平均35点以下)項目］。

　①　「提示の明確さ」では，一部推奨が具体的でない，明瞭さが課題との指摘があった。

　②　「適用可能性」では，「促進要因と阻害要因」に記載内容と推奨や解説文との一貫性

に欠ける箇所があること，「モニタリング・監査」に関しては記述が不十分であることが指摘された。

以上の提案を受けて，次のように修正した。

①→特に不明瞭と指摘された推奨について，推奨文および解説を見直し，加筆修正した。

②→各 CQ の「促進要因と阻害要因」を再検討し，曖昧な記載がある場合は修正した。

　「モニタリング，監査」については，具体的な方法を明記した。

その他，利用者にとって理解しやすく，使用しやすいガイドライン作成を心がけ，ガイドラインの構成や全体の表現を見直し，修正した。

コメントと対応(回答)の一覧表は JSCN のホームページに公開する。

3) パブリックコメントによる評価

パブリックコメントは，3 学会のホームページよりコメントを収集し，作成メンバーは各コメントに対し，草案の内容を修正するか，修正しないか，修正する場合はどのように修正するか，対応について討議を重ね，決定した。

5. ガイドラインの公開

書籍は 2022 年末発行，その半年後に Web 版が JSCN および Minds ホームページで公開される予定である。SR シートは書籍の発行後に JSCN のホームページで公開する。

8 公開後の取り組み

1. 公開後の組織体制

公開後は主として JSCN ガイドライン委員会が統括委員会および事務局を維持し，適宜問い合わせ等に対応していく。必要時は 3 学会の作成メンバーと連携体制がとれるようにする。

2. 導入

本ガイドラインは書籍刊行半年後に Web 版を公開し，適時自由に閲覧できるようにする。

3. 普及・活用・効果の評価

モニタリング：普及・活用の評価

ガイドライン公開後，学会がガイドラインの普及状況・利用状況を調査する。

本ガイドラインに関する意見，疑問，要望を適宜，JSCN 事務局で受け付け，ガイドライン委員会内あるいは適宜，作成メンバーと連携を図り，対応していく。意見や要望は集約し，次回改訂の参考にする。

監査：効果の評価

発行 1 年後に，ガイドライン公開前後で臨床現場で推奨の実施に変化があるか，3 学会の会員に対して調査を行う予定とする。

9 改訂

　本ガイドラインは 5 年以内を目途に書籍の改訂を行う予定であるが，EV に関わるさまざまな状況に発展や変更がある場合はその限りではない。重要なエビデンスが発表された場合，適時に作成メンバーを招集し，CQ や推奨の改訂が必要か，新たな CQ や推奨を加えるべきかなど検討し，ガイドラインの改訂が行われるまでは JSCN のホームページから公表する。

▶引用文献

1) Dorr RT. Antidotes to vesicant chemotherapy extravasations. Blood Rev. 1990；4(1)：41-60.
2) Cassagnol M, McBride A. Oncology. Management of Chemotherapy Extravasations. US Pharm. 2009；34(9)(Oncology suppl)：3-11.
3) Cox RF. Managing skin damage induced by doxorubicin hydrochloride and daunorubicin hydrochloride. Am J Hosp Pharm. 1984；41(11)：2410-4.
4) Luedke DW, Kennedy PS, Rietschel RL. Histopathogenesis of skin and subcutaneous injury induced by adriamycin. Plast Reconstr Surg. 1979；63(4)：463-5.
5) Schulmeister L. Extravasation management. Semin Oncol Nurs. 2007；23(3)：184-90.
6) Morris JC, Holland JF. (2000). Oncologic emergencies. In R.C. Bast, DW Kufe, & RE Pollock (Eds.), Holland-Frei cancer medicine (5th ed.). Hamilton, Canada：BC Decker.
7) Ener RA, Meglathery SB, Styler M. Extravasation of systemic hemato-oncological therapies. Ann Oncol. 2004；15(6)：858-62.
8) West Midlands Expert Advisory Group for Chemotherapy. Toland S, ed (2017). Guidelines for the Management of Extravasation of a Systemic Anti-Cancer Therapy including Cytotoxic Agents. NHS-England. (H：\Data\NHSCB BBC LAT\Networks and Senates\Cancer Network\Expert Advisory Groups\Chemotherapy\Guidelines 2017\Network Guidelines for the Mgt of Extravasation of a Systemic Anti-Cancer Therapy including Cytotoxic Agents v1.docx）(access. 2022/5)
9) Pérez Fidalgo JA, García Fabregat L, Cervantes A, et al：ESMO Guidelines Working Group. Management of chemotherapy extravasation：ESMO-EONS Clinical Practice Guidelines. Ann Oncol. 2012；23 Suppl 7：vii167-73.
10) Gonzalez T. Chemotherapy Extravasations：Prevention, Identification, Management, and Documentation. Clin J Oncol Nurs. 2013；17(1)：61-6.
11) Kim JT, Park JY, Lee HJ, et al. Guidelines for the management of extravasation. J Educ Eval Health Prof. 2020；17：21.
12) Olsen N, et al. (2019). Chemotherapy and immunotherapy guidelines and recommendations for practice. Oncology nursing society publication department. Pittsburgh, Pennsylvania.
13) Burris HW, Hurtig J. Radiation Recall with Anticancer Agents. Oncologist. 2010；15(11)：1227-37.
14) Kramer F, Schippert C, Rinnau F, et al. The First Description of Docetaxel-Induced Recall Inflammatory Skin Reaction After Previous Drug Extravasation. Ann Pharmacother. 2011；45(2)：e11.
15) Saini A, Berruti A, Sperone P, et al. Recall inflammatory skin reaction after use of pegylated liposomal doxorubicin in site of previous drug extravasation. Lancet Oncol. 2006；7(2)：186-7.

Ⅱ 総説

がん薬物療法を受ける患者に対する EV の予防，早期発見，適切な管理，治療のためには医療者の知識，投与技術を含めた管理能力の質の向上や，安全な投与環境，システムを整えることが重要な基盤になる。ここでは，安全にがん薬物療法を実施するための環境として，1.人的環境，2.安全な環境・システム構築について述べる。

1 安全ながん薬物療法の実施環境

1．人的環境

1）がん薬物療法に関わる医療者の専門的な教育

近年，がん薬物療法は急速に進歩しており，多くの新規薬剤が開発され，治療に使用されている。したがって，医療者はがん薬物療法に関する最新の知識，技術，実践能力の修得が必要である。

複数のガイドラインや文献には，細胞傷害性抗がん薬，分子標的治療薬，免疫チェックポイント阻害薬等によるがん薬物療法を受ける患者に適切なケアや治療を行うために，各機関や支援部署(機関)は専門的な教育と準備を提供し，医療者が適切な教育，訓練を受け実践能力の維持に努めることの重要性が示されている[1-3]。がん薬物療法に携わる全ての医療者はEV の予防，管理に精通している必要があり[4]，EV の予防，認識，管理および記録を適切に実施するためにも専門的な教育，訓練を受けて知識，技術を備える必要がある[4,5]。教育，トレーニングにより管理・実践能力の質の向上が期待できる。

2）患者教育の充実

患者に対して治療開始前にがん薬物療法の効果や副作用だけでなく，EV に関する知識や対処方法についても説明しなければならない。さまざまな背景の患者が理解できるよう平易な言葉で書かれたパンフレット(資料)を用いて説明すべきである[6]。パンフレット(資料)に，EV に関する症状や徴候，対処方法，連絡先を明記することで，患者がその後も適宜復習や確認することができる。加えて，知識や情報の提供にとどまらず，患者や患者に関わる人々が在宅で EV の徴候・症状に気づいた場合に具体的な行動がとれるような教育が求められる。

2．安全な環境，システム構築

1）EV 発症時の記録

EV の疑いもしくは発症時には，正確に記録に残すことが，ケアや治療につながるといえる。EV 発症時の記録として，①患者氏名，ID，②EV 発症の日時，③EV 原因薬剤名，④EV 発症時の経過や徴候・症状(患者からの報告も記載する)，⑤EV の部位と範囲(漏出し

たと思われるおおよその薬液量も），⑥ケア・治療，⑦経過の日時および個人情報に配慮したうえで画像（写真等）も記録することが望ましい。また，患者への説明内容やそれに対する患者の反応も記録を残すことは医療安全の観点からも大切である。各医療機関や部門の状況を踏まえ，どのような内容を記録すべきか，事前に検討し，マニュアル化しておくと，いざというときに助けになり，医療者が統一した記録をすることができる。

2）早期に対応できるシステムの整備とチーム医療

EV はがん薬物療法の投与中・後に即時的に発症するだけでなく，遅発性に発症することもある。医療機関外で患者や家族，介護士，ヘルパーらが EV の徴候や症状を発見することがあるため，異常に気づいた場合は次の外来受診日まで待たず，速やかに医療機関，医療者へ連絡，相談し，対応することが EV の管理として重要である。

各医療機関は，緊急連絡先，初期対応者などの体制を整え，また，夜間や祝日でも救急外来等で適切に初動対応できるよう部門の医療者への教育および相談，連携できるシステムの構築が求められる。患者の安全性の確保のために，包括的なチーム医療が必須である[6]。がん薬物療法の専門部門のスタッフだけでなく，さまざまな専門家の支援，助言は適切なケアや治療につながるだろう。また，医療機関と地域の訪問看護ステーション，クリニックおよび患者や家族，介護士，ヘルパーや市民らとの円滑な連携により，早期に適切な対応を促すことができるといえる。

▶引用文献

1）Polovich M, et al.（2009）. Chemotherapy and Biotherapy Guidelines and Recommendations for Practice. 3rd ed. Oncology Nursing Society.
2）West of Scotland Cancer Advisory Network Clinical Leads Group（WOSCAN）.（2009）. Chemotherapy extravasation in practice. West of Scotland Cancer Advisory Network Clinical Leads Group.1-24.
3）Olsen N, et al.（2019）. Chemotherapy and immunotherapy guidelines and recommendations for practice. Oncology nursing society publication department. Pittsburgh, Pennsylvania.
4）Kim JT, Park JY, Lee HJ, et al. Guidelines for the management of extravasation. J Educ Eval Health Prof. 2020；17：21.
5）Gonzalez T. Chemotherapy Extravasations：Prevention, Identification, Management, and Documentation. Clin J Oncol Nurs. 2013；17(1)：61-6.
6）Coyle CE, Griffie J, Czaplewski LM. Eliminating Extravasation Events：A Multidisciplinary Approach. J Infus Nurs. 2015；38 Suppl 6：S43-50.

Ⅲ 薬剤の分類

　がん薬物療法の投与管理を行う際には，壊死起因性抗がん薬(ベシカント薬；vesicants)，炎症性抗がん薬(イリタント薬；irritants)，非壊死起因性抗がん薬(非ベシカント薬；non-vesicants)といった薬剤の分類を理解することが重要である。一方，諸外国の学会が提示している薬剤分類がそれぞれ異なり，かつ根拠論文が明らかでない可能性が本ガイドライン作成過程で明らかになった。そのため，本ガイドラインでは各薬剤の分類についてSRを実施し，根拠に基づく薬剤分類表を開発することとした。

1　薬剤分類表の作成経過と対象薬剤について

1．薬剤分類表作成プロセス

　本ガイドラインにおいて，薬剤分類表を作成することについて作成メンバーの会議で決定し，JASPOの作成メンバーが作成方法等の検討を進めた。また，3学会のSRメンバーよりワーキンググループメンバーを推薦し，4名が選出された。

　薬剤分類表作成は以下のプロセスで実施した。

　本ガイドラインの薬剤分類表の基とする3つのガイドラインを作成メンバーが選定した。

① NHS-England EXTRA. Guidelines for the Management of Extravasation of a Systemic Anti-Cancer Therapy including Cytotoxic Agents(Last update: 2018, Review date：2020)

② ONS. Chemotherapy and Immunotherapy Guidelines and Recommendations for Practice(2019)

③ ESMO-EONS. Management of chemotherapy extravasation: ESMO-EONS Clinical Practice Guidelines(2012)

　各ガイドラインの薬剤分類表を確認し，分類が一致する36薬剤を分類表に示した(表1上段)。次に，3つのガイドラインで分類が異なる19薬剤，および薬剤分類の検討を要すると判断した12薬剤(看護師を対象に行ったアンケートから6薬剤，3学会合同で会員向けに行ったアンケートから6薬剤)の計31薬剤を対象に4名のワーキンググループメンバーがSRを行い，付表に基づき，薬剤分類表の草案を作成した。最終的には作成メンバーとワーキンググループメンバーの合意により，新たに10薬剤についてヒトにおける報告例をレビューし，これを薬剤分類表に追加した(表1下段)。5薬剤は動物実験の報告があったが，薬剤分類表(表1)には追加しなかった。1薬剤(ゲムシタビン)については，ヒトにおける多剤併用療法での結果であり，分類できなかった。その他15薬剤については，一切の報告がなく分類できなかった。これらを踏まえて他ガイドラインとの比較一覧を表2に示した。また，今回根拠となる論文がなく分類できなかった21薬剤を表3に示した。

表 1　薬剤分類表

3 ガイドライン分類共通（36 薬剤）		
壊死起因性抗がん薬（ベシカント薬；vesicants）	炎症性抗がん薬（イリタント薬；irritants）	非壊死起因性抗がん薬（非ベシカント薬；non-vesicants）
アクチノマイシン D イダルビシン エピルビシン ダウノルビシン ドキソルビシン トラベクテジン ビノレルビン ビンクリスチン ビンデシン ビンブラスチン ブスルファン マイトマイシン C	イホスファミド イリノテカン カルボプラチン ゲムツズマブ オゾガマイシン ドキソルビシン（リポソーム製剤） トポテカン（ノギテカン）	L-アスパラギナーゼ アフリベルセプト イノツズマブ オゾガマイシン エリブリン カルフィルゾミブ クラドリビン クロファラビン シタラビン チオテパ テムシロリムス トラスツズマブ エムタンシン ネララビン フルダラビン ブレンツキシマブ ベドチン ペメトレキセド ペントスタチン ボルテゾミブ 各種モノクローナル抗体製剤
SR の結果に基づく薬剤分類（10 薬剤）*1		
壊死起因性抗がん薬（ベシカント薬；vesicants）	炎症性抗がん薬（イリタント薬；irritants）	非壊死起因性抗がん薬（非ベシカント薬；non-vesicants）
アムルビシン オキサリプラチン ドセタキセル パクリタキセル ミトキサントロン ラニムスチン	ブレオマイシン シクロホスファミド*2 フルオロウラシル*3	メトトレキサート

*1 薬剤の分類は，以下の付表を基準とした。漏出後の危険性の過小評価を避けるため，報告中で最も組織傷害性が強い症状の有無で分類した。漏出の影響度については，併用薬や漏出の背景の影響があるため，「2．スクリーニング結果」を参照すること。

*2 シクロホスファミドについては炎症性抗がん薬と分類したが，アントラサイクリン系抗がん薬との併用報告が多く，その場合には，壊死が報告されている。アントラサイクリン系抗がん薬の後に投与されたシクロホスファミドが漏出した場合，壊死起因性抗がん薬になりうる点に注意する。

*3 フルオロウラシルについては炎症性抗がん薬と分類したが，漏出が長時間・大量になった場合，水疱や壊死が報告されており，壊死起因性抗がん薬になりうる点に注意する。

付表　血管外漏出の影響度に関する分類

壊死起因性抗がん薬（ベシカント薬；vesicants）	炎症性抗がん薬（イリタント薬；irritants）	非壊死起因性抗がん薬（非ベシカント薬；non-vesicants）
血管外に漏出した場合に，水疱や潰瘍，糜爛（びらん）をもたらす可能性がある薬剤である。また，組織傷害や組織壊死のような EV の重度な副作用が生じる可能性がある。	注射部位やその周囲，血管に沿って痛みや炎症が生じる可能性がある薬剤である。多量の薬剤が血管外に漏出した場合には潰瘍をもたらす可能性もある。	薬剤が血管外に漏出したときに，組織が傷害を受けたり破壊されたりすることはない（可能性は非常に低い）といわれる薬剤である。

表2　血管外漏出薬剤のリスク評価一覧（他ガイドラインとの比較）

分類	薬剤	NHS	ONS	ESMO	本3学会
アルキル化薬	ラニムスチン	—	—	—	V
	ダカルバジン	V	V	I	報告なし*1
	マイトマイシンC	V	V	V	V*2
	ベンダムスチン	V	VI	V	報告なし
	シクロホスファミド	I	I	N	I*3
	イホスファミド	I	I	I	I*2
	ブスルファン	V	—		V*2
	メルファラン	I	V	I	報告なし*1
	カルムスチン	V	I	I	報告なし*1
	ニムスチン	—	—		報告なし*1
	テモゾロミド	—	—		報告なし
	ストレプトゾシン	I	V	I	報告なし
	チオテパ	N	—	N	N*2
アントラサイクリン系	ダウノルビシン	V	V	V	V*2
	ドキソルビシン	V	V	V	V*2
	エピルビシン	V	V	V	V*2
	イダルビシン	V	V	V	V*2
	ミトキサントロン	I	V	VI	V
	アムルビシン				V
	ピラルビシン	—	—	—	報告なし
	アクラルビシン	—	—	—	報告なし
	ドキソルビシン（リポソーム製剤）	I	I	I	I*2
ビンカアルカロイド	ビンブラスチン	V	V	V	V*2
	ビンクリスチン	V	V	V	V*2
	ビンデシン	V	V	V	V*2
	ビノレルビン	V	V	V	V*2
	エリブリン	N	—		N*2
タキサン系抗がん薬	パクリタキセル	V	VI	V	V
	カバジタキセル	V	VI	—	報告なし
	パクリタキセル（アルブミン懸濁型）	V	VI	—	報告なし
	ドセタキセル	I	V	V	V
トポイソメラーゼ阻害薬	エトポシド	I	VI	I	報告なし
	イリノテカン	I	I	I	I*2
	イリノテカン（リポソーム製剤）	—	—	—	報告なし
	ノギテカン	I	I	I	I*2
プラチナ系抗がん薬	シスプラチン	I	V	I	報告なし*1
	カルボプラチン	I	I	I	I*2
	オキサリプラチン	I	V	I	V
	ネダプラチン	—	—	—	報告なし
代謝拮抗薬	フルオロウラシル	I	VI	I	I*4
	シタラビン	N	—	N	N*2
	フルダラビン	N	—	N	N*2
	ゲムシタビン	N	I	N	分類不能*5
	メトトレキサート	N	I	N	N
	プララトレキサート	—	—	—	報告なし

分類	薬剤	NHS	ONS	ESMO	本3学会
代謝拮抗薬	ペメトレキセド	N	—	N	N*2
	ネララビン	N	—	—	N*2
	クラドリビン	N	—	N	N*2
	クロファラビン	N	—	—	N*2
	アザシチジン	—	—	—	報告なし
抗がん抗生物質	アクチノマイシンD	V	V	V	V*2
	ブレオマイシン	N	VI	N	I
	ゲムツズマブ オゾガマイシン	I	—	—	I*2
	イノツズマブ オゾガマイシン	N	—	—	N*2
プロテアソーム阻害薬	ボルテゾミブ	N	—	N	N*2
	カルフィルゾミブ	N	—	—	N*2
微小管阻害薬結合モノクローナル抗体	ブレンツキシマブ ベドチン	N	—	—	N*2
	トラスツズマブ エムタンシン	N	—	—	N*2
カンプトテシン誘導体結合モノクローナル抗体	トラスツズマブ デルクステカン	—	—	—	報告なし
ヒストン脱アセチル化酵素(HDAC)阻害薬	ロミデプシン	—	—	—	報告なし
L-アスパラギン分解酵素	L-アスパラギナーゼ	N	—	N	N*2
mTOR阻害剤	テムシロリムス	N	—	N	N*2
VEGF阻害剤	アフリベルセプト	N	—	—	N*2
アルカロイド	トラベクテジン	V	V	V	V*2
その他	インターフェロン*6	N	—	N	N*2
	ペントスタチン	N	—	—	N*2
	三酸化二ヒ素	I	—	N	報告なし
	各種モノクロナール抗体	N	—	N	N*2

漏出影響分類

V	壊死起因性抗がん薬
VI	壊死起因性抗がん薬または炎症性抗がん薬
I	炎症性抗がん薬
N	非壊死起因性抗がん薬
—	分類なし
報告なし	本調査におけるスクリーニングにて該当論文なし
分類不能	多剤併用の報告につき分類できず

*1 ヒトでの報告なし(動物実験のみ)。

*2 3団体(NHS，ONS，ESMO)の分類が一致する場合，本3学会(JSCN，JSMO，JASPO)もこれに準じた。

*3 シクロホスファミドについては炎症性抗がん薬と分類したが，アントラサイクリン系抗がん薬との併用報告が多く，その場合には，壊死が報告されている。アントラサイクリン系抗がん薬の後に投与されたシクロホスファミドが漏出した場合，壊死起因性抗がん薬になりうる点に注意する。

*4 フルオロウラシルについては炎症性抗がん薬と分類したが，漏出が長時間・大量になった場合，水泡や壊死が報告されており壊死起因性抗がん薬になりうる点に注意する。

*5 ゲムシタビンについては2件の症例報告があり，いずれも壊死を認め，壊死起因性抗がん薬と報告されている(PMID：29093414, 医中誌：2016304480)。しかし，いずれもシスプラチンとの併用療法であり，2報告の考察および他団体の分類では両剤が炎症性抗がん薬あるいは非壊死起因性であることを踏まえると，ゲムシタビンで傷害された組織がシスプラチンに曝露されることにより，周辺組織の壊死が起きたものと推測される。したがって，ゲムシタビンの分類はできないものとした。

*6 表1に未収載だが，3団体中2団体で分類が一致しており，本3学会もこれに準じ，表2に収載した。

表3　分類できなかった21薬剤

アクラルビシン，アザシチジン，イリノテカン（リポソーム製剤），エトポシド，カバジタキセル，カルムスチン，ゲムシタビン，三酸化二ヒ素，シスプラチン，ストレプトゾシン，ダカルバジン，テモゾロミド，トラスツズマブ デルクステカン，ニムスチン，ネダプラチン，パクリタキセル（アルブミン懸濁型），ピラルビシン，プララトレキサート，ベンダムスチン，メルファラン，ロミデプシン

2. スクリーニング方法

表1を作成したプロセスを次に述べる。

2名の司書より次のキーワードが提供され，ワーキンググループメンバーにより PubMed および医中誌にて2022年2月23日に論文が抽出された。これらについて4名のワーキンググループメンバーが一次スクリーニング，二次スクリーニングを実施した。

1）PubMed キーワード

【EV】
Necrobiotic Disorders[MH] OR Pigmentation Disorders[MH] OR Pruritus[MH] OR Skin Diseases, Eczematous[MH] OR Skin Diseases, Vascular[MH] OR Skin Ulcer[MH] OR Skin Manifestations[MH] OR Extravasation of Diagnostic and Therapeutic Materials[MH] OR Blister[MH] OR Inflammation[MH] OR Varicose Ulcer[MH] OR Necrosis[MH] OR (Phlebitis[Tiab] OR dermatitis[Tiab] OR pigmentation[Tiab] OR Ulcer[Tiab] OR Extravasation[tiab] OR Extravasations[tiab])

【注射部位反応】
"Injection Site Reaction"[mesh] OR "Injection Site Reactions"[tiab] OR "Injection Site Reaction"[tiab] OR "Injection Site Event"[tiab] OR "Injection Site Events"[tiab] OR "Injection Site Adverse Event"[tiab] OR "Injection Site Adverse Events"[tiab] OR "Infusion Site Reaction"[tiab] OR "Infusion Site Reactions"[tiab] OR "Infusion Site Adverse Event"[tiab] OR "Infusion Site Adverse Events"[tiab]
または
"Injection Site Reaction"[mesh] OR ((Injection[tiab] OR Infusion[tiab]) AND (Reactions[tiab] OR Reaction[tiab] OR "Adverse Event"[tiab] OR "Adverse Events"[tiab]))

【副作用】
adverse effects[sh] OR "adverse event"[tiab] OR "adverse effect"[tiab] OR "adverse events"[tiab] OR "adverse effects"[tiab]
または
adverse effects[sh] OR "adverse event"[tiab] OR "adverse effect"[tiab] OR "adverse events"[tiab] OR "adverse effects"[tiab]
または
adverse effects[sh] OR "adverse event"[tiab] OR "adverse effect"[tiab] OR "adverse events"[tiab] OR "adverse effects"[tiab]

【薬剤】
①アムルビシン
Amrubicin[nm] OR 93N13LB4Z2[rn] OR "SM 5887"[tiab] OR amrubicin[tiab]
②オキサリプラチン
Oxaliplatin[mh] OR Oxaliplatin[tiab] OR Oxaliplatine[tiab] OR 04ZR38536J[rn] OR "1,2-Diamminocyclohexane(trans-1)oxolatoplatinum(II)"[tiab] OR Eloxatine[tiab] OR Eloxatin[tiab] OR "ACT 078"[tiab] OR ACT078[tiab] OR ACT-078[tiab]

Ⅲ
薬剤の分類

③シクロホスファミド

Cyclophosphamide[mh] OR 8N3DW7272P[rn] OR Sendoxan[tiab] OR Cyclophosphamide[tiab] OR Cytophosphane[tiab] OR Cytoxan[tiab] OR Endoxan[tiab] OR Neosar[tiab]

④ドセタキセル

Docetaxel[mh] OR 15H5577CQD[rn] OR Docetaxol[tiab] OR Taxoltere[tiab] OR Taxotere[tiab]

⑤パクリタキセル

Paclitaxel[mh] OR P88XT4IS4D[rn] OR Paclitaxel[tiab] OR Anzatax[tiab] OR NSC-125973[tiab] OR NSC125973[tiab] OR "NSC 125973"[tiab] OR Taxol[tiab] OR Paxene[tiab] OR 7-epi-Taxol[tiab] OR "7 epi Taxol"[tiab] OR Onxol[tiab]

⑥フルオロウラシル

Fluorouracil[MH] OR U3P01618RT[rn] OR Fluorouracil[tiab] OR 5-FU[tiab] OR 5-Fluorouracil[tiab] OR "5-HU Hexal"[tiab] OR 5FU[tiab] OR Adrucil[tiab] OR Efudex[tiab] OR Efudix[tiab] OR Flacule[tiab] OR Fluorouracilo[tiab] OR Fluracedyl[tiab] OR Flurodex[tiab] OR Haemato[tiab] OR Lunapon[tiab] OR NSC-19893[tiab] OR Neofluor[tiab] OR Onkofluor[tiab] OR Onkofluor[tiab] OR U-8953[tiab] OR Ulup[tiab]

⑦ミトキサントロン

Mitoxantrone[mh] OR BZ114NVM5P[rn] OR Mitoxantrone[tiab] OR NSC-279836[tiab] OR "NSC 279836"[tiab] OR NSC279836[tiab] OR NSC-287836[tiab] OR "NSC 287836"[tiab] OR NSC-301739[Tiab] OR Novantron[Tiab] OR Onkotrone[Tiab]

⑧ラニムスチン

ranimustine [nm] OR ranimustine[tiab] OR RYH2T97J77[rn] OR Cymerin[tiab] OR MCNU[tiab] OR Ranomustine[tiab]

⑨ブレオマイシン

Bleomycin[mh] OR Bleomycin[tiab] OR Bleomycins[tiab] OR Bleomycine[tiab] OR Bleomycinum[tiab] OR Blenoxane[tiab] OR Bleomicina[tiab]

⑩メトトレキサート

Methotrexate[mh] OR YL5FZ2Y5U1[rn] OR Methotrexate[tiab] OR Amethopterin[tiab] OR Mexate[tiab]

PubMed にて上記の各検索キーワードで論文検索およびアブストラクト抽出を行った。

【EV】or【注射部位反応】and【副作用】and【薬剤】

2）医中誌キーワード

【注射部位反応】

診断物質と治療物質の漏出/TH or EV/AL or 抗がん剤漏出/AL or 抗癌剤漏出/AL or 抗がん薬漏出/AL or 抗癌薬漏出/AL or 制癌剤漏出/AL or 制がん剤漏出/AL or 注射部位反応/TH or 注射部位反応/AL

または

発疹/AL or 紅斑/AL or 痒疹/TH or 痒疹/AL or 皮膚炎/AL or 壊死性障害/TH or 壊死性障害/AL or そう痒症/AL or 湿疹/AL

または

皮膚疾患-血管性/TH or 皮膚潰瘍/AL or 皮膚症状/AL or 水疱/AL or 炎症/AL or 壊死/AL or 静脈炎/TH or 静脈炎/AL or 皮膚炎/AL or 色素沈着/AL or 潰瘍/AL

【副作用】

(SH= 毒性・副作用, 有害作用) or 有害作用/AL or 副作用/AL

【薬剤】
①アムルビシン
Amrubicin/TH OR Amrubicin/AL OR アムルビシン/AL OR アンルビシン/AL OR カルセド/AL OR Calsed/AL
②オキサリプラチン
Oxaliplatin/TH or オキサリプラチン/AL or "ACT 078"/AL or ACT-078/AL or ACT078/AL or "L-OHP cpd"/AL or OHP/AL or Oxaliplatine/AL or "cis-Oxalato-(trans-l)-1,2-diaminocyclohexane-platinum"/AL or エルプラット/AL or Elplat/AL
③シクロホスファミド
Cyclophosphamide/TH OR Cyclophosphamide/AL OR エンドキサン/AL OR シクロホスファミド/AL OR シクロフォスファミド/AL OR サイクロフォスファミド/AL OR サイクロホスファミド/AL
④ドセタキセル
Docetaxel/TH OR Docetaxel/AL OR ドセタキセル/AL OR タキソテール/AL OR TAXOTERE/AL OR ワンタキソテール/AL OR ONETAXOTERE/AL
⑤パクリタキセル
Paclitaxel/TH or パクリタキセル/AL or "BMS 181339"/AL or BMS181339/AL or BMS-181339/AL or Genexol/AL or OncoGel/AL or PTX/AL or Praxel/Al or タキソール/AL or TXL/Al or Taxol/Al
⑥フルオロウラシル
Fluorouracil/TH or フルオロウラシル/AL or Fluorouracil/AL or "Fluoro Uracile"/AL or "Fluoro-Uracil"/AL or Fluorouracile/AL
⑦ミトキサントロン
Mitoxantrone/TH or ミトキサントロン/AL or DHAQ/AL or "LP 15"/AL or LP-15/AL or LP15/AL or MXN/AL or MXT/AL or Novantron/AL or Novantrone/AL or Onkotrone/AL or Pralifan/AL or Ralenova/AL or ノバントロン/AL or ミトザントロン/AL or NOVANTRON/AL
⑧ラニムスチン
Ranimustine/TH or ラニムスチン/AL or Cymerin/AL or サイメリン/AL or MCNU/AL or Ranomustine/AL or NSC-D-270516/AL or "NSC D-270516"/AL or "NSC D 270516"/AL
⑨ブレオマイシン
Bleomycin/TH OR Bleomycin/AL OR ブレオマイシン/AL OR ブレオ/AL OR ブレオS/AL OR Bleomycin/AL OR Bleomycins/AL OR Bleomycine/AL OR Bleomycinum/AL OR Blenoxane/AL OR Blanoxan/AL OR Bleomicina/AL
⑩メトトレキサート
メソトレキサート/AL or メソトレキセート/AL or AMT/AL or Amethopterin/AL or "L 377"/AL or L-377/AL or L377/AL or MTRX/AL or MTX/AL or アメトプテリン/AL or メトトレキセート/AL or メトレート/AL or リウマトレックス/AL

医中誌にて上記の各検索キーワードで論文検索およびアブストラクト抽出を行った。
【注射部位反応】and【副作用】and【薬剤】

3) 一次・二次スクリーニングにて該当論文がなかった薬剤

　一次・二次スクリーニングにて該当論文がなかった薬剤を表3に示す。なお，動物実験のみで"報告なし"としたカルムスチン，シスプラチン，ダカルバジン，ニムスチン，メルファラン，および多剤併用の報告のみで"分類不能"としたゲムシタビンを含む。

2 スクリーニング結果

　SR の結果によって分類された 10 薬剤についてスクリーニング結果の詳細を以下に示す。臨床で活用する際には，薬剤分類表（表 1，2）に加え，以下の SR 結果の記述を必ず確認いただきたい。

　31 薬剤中 21 薬剤は，スクリーニングで該当論文が見当たらない，あるいは動物実験・多剤併用の報告のみのため，分類できなかった（表 3）。

【アムルビシン】

スクリーニング	キーワードスクリーニングにより PubMed より 6 論文，医中誌より 9 論文が抽出された。タイトルおよびアブストラクト確認による一次スクリーニングにて英文 4 論文，邦文 1 論文が抽出された。論文のフルスクリーニングにて採用できる論文は，ケースシリーズ報告の 1 例と 2 つの動物実験報告であった。
報告内容	ケースシリーズ報告は，末梢から投与されたアムルビシン漏出後の <u>defective installation</u>[1] が報告された。他，マウスにアムルビシンを皮下注した動物実験では，<u>炎症</u>[2] および <u>潰瘍</u>[3] が報告された。ただし，アムルビシンによる炎症は，アドリアマイシンより軽度であったとされる[2]。
分類結果	vesicants：2 論文[1, 3]，　irritants：1 論文[2]
PMID または医中誌 ID	[1]33622913; [2]2496062; [3]22143379

【オキサリプラチン】

スクリーニング	キーワードスクリーニングにより PubMed より 426 論文，医中誌より 236 論文が抽出された。タイトルおよびアブストラクト確認による一次スクリーニングにて英文 18 論文，邦文 10 論文が抽出された。論文のフルスクリーニングにて採用できる論文は，症例報告（いずれも n＝1）の 8 論文と後方視観察研究（11 例[2]，59 例のうちオキサリプラチンの 2 例[5]，59 例[9]）の 3 論文であった。
報告内容	報告の 9 論文では，いずれも CV ポート[2, 4, 5, 6, 7, 9, 11] や PICC[3] からの漏出であった。症状としては，<u>腫脹</u>[1-3, 6-11]，<u>紅斑</u>[3, 6, 8]，<u>発赤</u>[9, 11]，<u>局所疼痛</u>[1, 6, 7, 9]，<u>硬結</u>[6, 7, 8, 11]，<u>壊死</u>[7] の他，<u>灼熱感</u>[2]，<u>呼吸困難</u>，<u>胸痛（胸膜炎）</u>[4]，<u>創部離開</u>，<u>炎症性変化</u>[5]，<u>知覚異常</u>[8]，筋肉壊死（肘関節の可動域制限と疼痛）[10]，<u>痺れ</u>，<u>蜂窩織炎</u>[11] などが報告された。
分類結果	vesicants：2 論文[7, 10]，　irritants：9 論文[1-6, 8, 9, 11]
PMID または医中誌 ID	[1]29704231; [2]14581435; [3]24903726; [4]23073056; [5]25362986; [6]19211378 [7]12924452; [8]12796037; [9]25762052; [10]11441243; [11]2017267729

【シクロホスファミド】

スクリーニング	キーワードスクリーニングにより PubMed より 1341 論文，医中誌より 729 論文が抽出された。タイトルおよびアブストラクト確認による一次スクリーニングにて英文 11 論文，邦文 9 論文が抽出された。論文のフルスクリーニングにて採用できる論文は，症例報告の 3 論文であった。

報告内容	症例報告(n＝1)の一つは，CV ポートから投与した AC 療法におけるシクロホスファミド開始後に<u>疼痛</u>，<u>周囲皮膚発赤</u>，<u>腫脹</u>，<u>硬化</u>を生じた。数週〜数カ月の経過で広範囲に<u>壊死</u>が広がり疼痛が増強した。ドキソルビシン点滴後の症状であり，ドキソルビシンの漏出の影響が示唆されている[1]。2 つめの症例報告(n＝1)は，CHOP 療法におけるドキソルビシンあるいはデキスラゾキサン(心筋保護剤)投与後に<u>疼痛</u>，<u>腫脹</u>，<u>紅斑</u>が出現した。皮膚変化はその後増悪し，<u>小疱</u>，<u>落屑</u>，<u>皮下組織の壊死</u>を生じ，最終的に皮膚移植を要した。シクロホスファミドを含むレジメンであるがデクスラゾキサンの影響が示唆されている[2]。3 つめの症例報告(n＝1)は，EC 療法における全薬剤が CV ポートより皮下漏出した。<u>ポート周囲の発赤</u>と<u>腫脹</u>，皮下腫脹の拡大があり，ポート抜去とデブリードメント，縫合閉鎖術を要した。全液量が投与終了後に漏出していることが報告されており，エピルビシンとシクロホスファミドいずれか判別は困難である[3]。
分類結果	vesicants：3 件(ただし，シクロホスファミド以外の併用薬剤の影響含む)[1-3]
PMID または医中誌 ID	[1]19856596; [2]10084428; [3]2015152882

【ドセタキセル】

スクリーニング	キーワードスクリーニングにより PubMed より 350 論文，医中誌より 384 論文が抽出された。タイトルおよびアブストラクト確認による一次スクリーニングにて英文 5 論文，邦文 1 論文が抽出された。論文のフルスクリーニングにて採用できる論文は，症例報告(いずれも n＝1)の 5 論文とケースシリーズ報告の 1 論文であった。
報告内容	投与方法は，いずれも末梢静脈である。症状としては，<u>腫脹</u>[2,3,4]，<u>紅斑</u>[1,5]，<u>壊死</u>[1]の他，<u>浮腫</u>[1]，<u>疼痛</u>，<u>瘙痒</u>，<u>皮膚の色素沈着</u>[2]，<u>暗赤色斑</u>，<u>知覚障害</u>[4]，<u>表在性糜爛</u>，<u>皮膚落屑</u>[5]，<u>紫斑</u>，発熱を伴う有痛性プラーク，<u>皮下脂肪への浮腫性浸潤</u>[6]などが報告された。なお，DMSO 使用の使用例[2]も報告されている。
分類結果	vesicants：3 論文[1,5,6]，irritants：3 論文[2-4]
PMID または医中誌 ID	[1]22734918; [2]11305072; [3]33622913; [4]2009331926; [5]16230582; [6]32419175

【パクリタキセル】

スクリーニング	キーワードスクリーニングにより PubMed より 1185 論文，医中誌より 427 論文が抽出された。タイトルおよびアブストラクト確認による一次スクリーニングにて英文 17 論文，邦文 4 論文が抽出された。論文のフルスクリーニングにて採用できる論文は，いずれも症例報告 6 論文(論文8を除きいずれも n＝1)と少数例のケースシリーズ報告 4 論文であった。
報告内容	3 論文は CV ポートでの投与であった[2,3,7]。症状としては，<u>腫脹</u>[1,6,7,9]，<u>紅斑</u>[3,4,6,7,8,10]，<u>疼痛</u>[1,4-8,10]，<u>硬結</u>[1,8,10]，<u>水疱</u>[3,4,10]，<u>壊死</u>[4,5]の他，<u>創傷治癒合併症(壊死なし)</u>[2]，<u>熱感</u>，<u>蜂窩織炎</u>[3]，<u>紫斑</u>[4]，<u>潰瘍</u>[6]，<u>結節</u>[8]，<u>皮膚剥離</u>[10]などが報告された。
分類結果	vesicants：6 論文[3-6,8,10]，irritants 4 論文[1,2,7,9]
PMID または医中誌 ID	[1]33622913; [2]25515823; [3]9345346; [4]14742758; [5]9017777; [6]8630862; [7]12324812; [8]7903699; [9]9271997; [10]7913725

【フルオロウラシル】

スクリーニング	キーワードスクリーニングにより PubMed より 1594 論文, 医中誌より 959 論文が抽出された。タイトルおよびアブストラクト確認による一次スクリーニングにて英文 2 論文, 邦文 8 論文が抽出された。論文のフルスクリーニングにて採用できる論文は, 症例報告(いずれも n=1)の 2 論文とケースシリーズ報告の 1 論文であった。
報告内容	症例報告の 2 論文は, いずれも DCF 療法(ドセタキセル/シスプラチン/フルオロウラシル)投与中のフルオロウラシル漏出を疑う症例である。症状としては, 発赤, 腫脹, 水疱形成, 色素沈着[1]および潰瘍, 壊死[2]であった。ケースシリーズ報告は, 22 例の漏出例のうち 15 例が CDDP/フルオロウラシル療法の転帰を報告している。腫脹は全例, 紅斑は, 40%の症例で認めたとしている[3]。
分類結果	vesicants：2 論文[1,2], irritants：1 論文[3]
PMID または医中誌 ID	[1]2018221451; [2]32769297; [3]33622913

【ミトキサントロン】

スクリーニング	キーワードスクリーニングにより PubMed より 117 論文, 医中誌より 33 論文が抽出された。タイトルおよびアブストラクト確認による一次スクリーニングにて英文 4 論文, 邦文 1 論文が抽出された。論文のフルスクリーニングにて採用できる論文は, いずれも症例報告 4 論文(n=1)であった。
報告内容	いずれも末梢静脈からの投与であった。症状としては, 腫脹[1,4], 灼熱感[1-3], 疼痛[2,3], 壊死[1-3]の他, 浮腫, 水疱[1], 皮膚変色[3], 紅斑, 内出血斑[4]などが報告された。
分類結果	vesicants：3 論文[1-3], irritants：1 論文[4]
PMID または医中誌 ID	[1]31902285; [2]15682531; [3]8734685; [4]2016373726

【ラニムスチン】

スクリーニング	キーワードスクリーニングにより PubMed より 3 論文, 医中誌より 10 論文が抽出された。タイトルおよびアブストラクト確認による一次スクリーニングにて邦文 1 論文が抽出された。論文のフルスクリーニングにて採用できる論文としても採用され, 症例報告(n=1)であった。
報告内容	末梢からのラニムスチン漏出後に発赤, 腫脹, 壊死, 壊死周囲の疼痛を生じ, 最終的にデブリードメントおよび皮膚移植を必要とした。ただし, 本症例での壊死形成はラニムスチンによる EV だけでなく, 原疾患である本態性血小板増多症が関与していると考察している。
分類結果	vesicants(ただし, 原疾患関連のリミテーションあり)
PMID または医中誌 ID	2004212371

【ブレオマイシン】

スクリーニング	キーワードスクリーニングにより PubMed より 510 論文，医中誌より 231 論文が抽出された。タイトルおよびアブストラクト確認による一次スクリーニングにて英文 7 論文，邦文 5 論文が抽出された。論文のフルスクリーニングにて採用できる論文は，症例報告の 2 論文と 2 つの動物実験報告であった。
報告内容	症例報告の一つは，健康ボランティアの前腕腹側にブレオマイシンを皮内注射した結果，<u>紅斑</u>と<u>硬結</u>で定義される<u>炎症反応</u>を生じた。また，注射時に疼痛と<u>瘙痒</u>，<u>白斑</u>を生じた。局所的な炎症後色素沈着が持続したと報告された[1]。症例報告のもう 1 論文では，扁平上皮癌患者の腫瘍局所にブレオマイシンオイル注射による<u>発赤</u>と<u>腫脹</u>の報告であった[2]。動物実験では，ウサギ耳静脈からのブレオマイシンの実験的漏出による炎症(<u>赤色変化</u>，<u>出血</u>，<u>炎症細胞の浸潤</u>)が報告された[3]。また，マウス背部皮内注射(週 5 回の連続投与)による皮膚硬化が報告された[4]。
分類結果	irritants：1 論文[1]，non-vesicants：2 論文[3,4]，分類できず[2]
PMID または 医中誌 ID	[1]7513985; [2]2410305; [3]2002036781; [4]2010066630

【メトトレキサート】

スクリーニング	キーワードスクリーニングにより PubMed より 1378 論文，医中誌より 684 論文が抽出された。タイトルおよびアブストラクト確認による一次スクリーニングにて英文 11 論文，邦文 8 論文が抽出された。論文のフルスクリーニングにて採用できる論文は，症例報告の 3 論文と 1 つの動物実験報告であった。
報告内容	3 つの症例報告では，非がん患者へのメトトレキサート皮下注による局所症状が報告された。乾癬患者へのメトトレキサート皮下注による<u>紅斑</u>が報告された(n＝4)[1]。乾癬および乾癬性関節炎患者へのメトトレキサート皮下注による<u>紅斑</u>，<u>青白斑点</u>が報告された(n＝2)[2]。尋常性乾癬患者へメトトレキサートを長期にわたる皮下注射による<u>痂皮</u>，<u>紅斑性丘疹</u>が報告された(n＝1)[3]。動物実験では，ブタ大動脈内皮細胞への *in vitro* 添加による細胞生存率低下が報告された[4]。
分類結果	non-vesicants：3 論文[1-3]，分類できず[4]
特記	[1]29341063; [2]34642767; [3]25546179; [4]2012272373

CQ 1

末梢静脈/中心静脈からのがん薬物療法を受ける患者に対して，
EV の教育を複数回実施することは推奨されるか

推 奨

推奨なし

推奨の強さと方向	エビデンスの確実性（強さ）	投票結果（合意率）
なし	D　非常に弱い	投票は行わなかった

■ 作成の経緯

　　EV は，投与中・投与直後に発症するとは限らず，数時間後あるいは数日後に発症する可能性がある。患者（および家族）は投与後継続的に症状や経過を理解，観察し，何らかの違和感，異常を疑う場合は，早期に医療者へ相談，医療機関へ受診する行動が不可欠となる。そのため，がん薬物療法を受ける患者へ EV に関するリスクや徴候（症状）について情報を提供し，教育することは EV の予防，早期発見のためにも重要である。

　　多くは治療開始前に EV に関する情報提供や説明がなされるが，一度の説明で十分に理解し，対処できるかは個人差があるといえる。EV の予防，早期発見を目指して，患者への教育は一度限りでよいのか，治療開始後に複数回提供すべきか，という点は重要な課題である。このような臨床状況を踏まえ，末梢静脈/中心静脈からがん薬物療法を受ける患者に対して EV に関する教育を複数回行うことを推奨するかについて検討することとした。

■ 推奨決定（合意形成）の経緯

◆ エビデンスの確実性（強さ）

　　文献検索で，キーワード「抗悪性腫瘍剤」「血管外漏出」「患者教育/指導」を検索式とした系統的文献検索を行い，PubMed 113 件，医中誌 99 件が抽出された。一次スクリーニン

グでは，直接関連のある文献が乏しいと判断された。そのためレビュー文献の引用文献も対象文献に含めることとし，英語文献を 127 件追加してスクリーニングを行った。二次スクリーニングの対象となった文献は 9 件で，本 CQ のアウトカムごとに評価を行った。SR の結果，採用された文献は PubMed 3 件，医中誌 0 件であり，その内訳は症例報告 1 件[1]，質的研究 1 件[2]，実践報告 1 件[3]であった。これらを用いて，アウトカムごとに評価した。「潰瘍・壊死の減少」に関する報告は，症例報告 1 件[1]のみで直接的な報告がなく，エビデンスの確実性（強さ）は「非常に弱い」と判断された。「EV の減少」に関しては実践報告 1 件[3]のみで教育の効果の評価は難しく，エビデンスの確実性（強さ）は「弱い」とされた。「（電話）相談数」については 1 件[2]のみで，教育の重要性は示されているが，EV に限定した調査ではないため，エビデンスの確実性（強さ）は「非常に弱い」とされた。以上を総合的に判断し，エビデンスの確実性（強さ）は「非常に弱い」を採用した。

◆ 益と害のバランス

益は，「潰瘍，壊死の減少」，「EV の減少」，「電話相談数の増加」を設定したが，該当文献は見当たらず，評価が難しい。害は「医療者の業務量」を設定したが，該当文献は見当たらず，評価が難しい。これらにより益と害のバランスはわからないとした。

◆ 患者の価値観や希望

該当文献は見当たらず，患者の価値観や希望に関する評価が難しい。他方，本 CQ について 2 名の患者からインタビューを行ったところ，1 名は，医療者からの説明や助言について「やはり気になっていることは記憶に残っているが"あまり気にしない"と思っていることは素通りして頭の中に残らないんですよね」，そのため「情報は繰り返しこまめにいただけた方がいいなと思いますね」と述べた。別の方は（教育の頻度について）「基本は 1 回で，2 回目からは「一応確認です」で言ってくれるぐらいでいいです」と述べ，1 回説明を受ければその後は資料，冊子等を見直すので，同じ説明を繰り返すのではなく適宜，理解を確認してくれる機会を望む。これらの意見からも，個々の状況やリテラシーにより価値観や希望については「重要な不確実性またはばらつきの可能性あり」とした。

◆ コストや資源

該当する文献は見当たらなかった。教育に要する時間は短時間かもしれないが，業務が増加するため，人的資源によってもさまざまだと判断できる。

◆ 推奨決定の過程

SR の結果，患者教育の効果を示す研究は症例報告[1]や質的調査[2]，実践報告[3]の 3 件であり，いずれも EV に関する教育に限定した調査ではないため，教育の効果の有効性の評価は難しいとみなされた。しかしながら，臨床においては，治療開始前に医療者から多種多様な情報や知識を提供されているが，短時間にそれらの内容を全て理解し，対処することを患者へ求めることは難しい可能性がある。特に，EV の徴候を最初に認識するのは患者自身である可能性が高く，投与後は遅発性の局所反応の出現にも注意しなければならない。したがって，効果的に患者の理解を深めるには教育資材を用いて複数回の教育を行うことが望まし

く，本 CQ については「非常に弱い推奨とする」という SR の結論が報告された。

　これらの SR 結果と患者のインタビューからの価値観，意向，益と害のバランスを含めて EtD フレームワークを作成した。ガイドライン作成メンバーによる推奨決定会議で議論を重ねた結果，患者教育の重要性は周知のことで，複数回の教育を行うことについて異論はないが，そのエビデンスの確実性（強さ）や益と害を示す根拠となる文献が乏しく，エビデンスの確実性（強さ）は「非常に弱い」とされ，推奨決定のための根拠となる文献が乏しいため，投票は行わず「推奨なし」と決定することに 9 名全員の合意を得て決定した。

解説

　本 CQ については EV に関する情報提供や教育を複数回実施することを推奨するためのエビデンスは明らかにならなかったが，EV の早期発見，適切な対処には患者への教育（十分な情報提供と説明等）が不可欠であると考えられる。1 件の症例報告では[A]，患者に EV に関する情報や管理方法の教育が提供されていなかったことが EV 発症の理由だったと指摘し，教育の重要性を示唆している。医療者が EV に関する知識や対処方法を備え，患者への情報提供や教育の役割を認識することも求められる。教育によって EV がさまざまな要因で発生し得ることの理解を促すことで，安心，安全な治療の実施につながるといえる。

　また，臨床においては，がん薬物療法を受ける患者に対し，治療に伴う副作用やその対処方法に関する情報提供や教育（オリエンテーション）は標準的に実施され，その中に EV の内容が含まれることが多い。

　患者に多様な情報を一度説明しただけで十分に理解し，対応できるようになるとは限らない。ESMO-EONS ガイドラインでは，EV に関連した患者の要因として，患者が EV の徴候や症状の識別を行って早期に報告することの難しさが挙げられている[B]。医療者は，患者が何らかの徴候や症状を EV と関連づけ，早期に報告できるよう個別性に応じて繰り返し教育することも必要である。本 CQ では複数回教育することの根拠を示すことはできなかったが，個々の患者の EV のリスクを見極め，また EV に関する理解やセルフマネジメントの状況に応じて，適宜必要な情報の提供，教育を行う必要がある。

推奨適応の促進要因と阻害要因

　特になし。

今後の研究課題

　今後は教育の効果あるいは害を示す研究を推進する必要がある。どのような教育方法や回数，タイミング等が効果的であるかについての評価研究が必要不可欠であることも議論を通

して示唆された。

一般の方に向けた解説（要約）

　がん薬物療法に伴う血管外漏出は投与中・投与直後に徴候がみられるとは限らず，数時間後あるいは数日後に発症する可能性があります。患者さん（およびご家族）は何らかの違和感，異常がないかを観察し，徴候がある場合は，できるだけ早くに医療者へ相談あるいは医療機関に受診することが求められます。

　がん薬物療法開始前には血管外漏出に関する徴候（症状）や情報等を説明します。しかし，一度の説明だけではそのリスク（危険）や徴候（前ぶれ）を理解し，対処行動をとることは難しいかもしれません。がん薬物療法に伴う血管外漏出を早期発見するために，情報提供や説明を複数回行うことがよいかについて，これまでに行われた研究をよく調べました。その結果，3つの文献がみつかりましたが，いずれも血管外漏出に関して情報提供や説明の効果等を目的とした研究ではなく，その文献の結果からは情報提供や説明に関する効果や害を明確に評価することができませんでした。すなわち，血管外漏出に関する情報提供や説明をすることは不可欠ですが，複数回行うことを勧められるか，あるいは勧めないかの判断となりうる研究が不十分のため，「推奨なし」と決定しました。これは，血管外漏出に関する情報や説明を受けなくてよいという意味ではありません。血管外漏出はさまざまな要因で生じるため複数回説明を受けることで血管外漏出の症状や徴候および対処方法について理解が深まり，セルフケア（自身での対処方法）を習得する方もいらっしゃると思います。治療開始前だけでなく，治療開始後も適宜，医療者へご質問，要請ください。

▶文献検索

データベース：PubMed，医中誌
検索期間：1995〜2021 年

▶採用文献

1) Gonzalez T. Chemotherapy extravasations: prevention, identification, management, and documentation. Clin J Oncol Nurs. 2013; 17(1): 61-6.
2) Bartlett DJ, Childs DS, Breitkopf CR, et al. Chemotherapy Acute Infusion Reactions: A Qualitative Report of the Perspectives of Patients With Cancer. Am J Hosp Palliat Care. 2018;35(11):1384-9.
3) Coyle CE, Griffie J, Czaplewski LM. Eliminating Extravasation Events: A Multidisciplinary Approach. J Infus Nurs. 2015;38 Suppl 6:S43-50.

▶引用文献

A) Karius DL, Colvin CM. Managing Chemotherapy Extravasation Across Transitions of Care : A Clinical Nurse Specialist Initiative. J Infus Nurs. 2021;44(1):14-20.
B) Pérez Fidalgo JA, García Fabregat L, Cervantes A, et al: ESMO Guidelines Working Group. Management of chemotherapy extravasation: ESMO-EONS Clinical Practice Guidelines. Ann Oncol. 2012;23 Suppl 7; vii167-73.

CQ 2

がん薬物療法を開始予定のがん患者に対して，中心静脈デバイス(CV カテーテル，PICC，CV ポートなど)の留置は推奨されるか

推 奨

繰り返しがん薬物療法薬の投与を予定するがん患者に対して，中心静脈デバイスを留置することを弱く推奨する。

推奨の強さと方向	エビデンスの確実性(強さ)	投票結果(合意率)
強さ：弱い 方向：行うこと	B　中	9/9 名(100%)

作成の経緯

　末梢静脈から投与可能な薬剤でも患者の血管が穿刺困難な場合があり，その場合には中心静脈デバイスの留置が必要になる。どのような患者にどのタイミングで中心静脈デバイスを留置すべきかは，未解決の重要な臨床課題である。本 CQ では「中心静脈デバイスを留置するかしないか」を検討し，次の CQ3 で「中心静脈デバイスを留置する場合に，どのデバイスを留置するか」を検討することとした。

推奨決定(合意形成)の経緯

◆ エビデンスの確実性(強さ)

　文献検索で，キーワード「がん関連」「カテーテル・ポート」「血管外漏出・注射部位反応」を検索式とした系統的文献検索を行い，当初 PubMed 945 件，医中誌 240 件の文献が抽出された。スクリーニングを経て，最終的に末梢静脈と中心静脈デバイス(CV ポート)とを比較した RCT が 1 件[1]同定された。対象は成人がん患者 120 名で，主に固形がん(婦人科がん 92 名，乳がん 13 名，リンパ腫 9 名，肺がん 3 名，その他 3 名)に対して 3 カ月以上の期間の外来化学療法を開始予定している患者(化学療法の実際の投与コース数は平均 7～8 コースであった)である。

　標準治療を末梢静脈からの投与，試験治療を CV ポートからの投与としてランダム化された。主要評価項目は QOL(FLI-C を用いて評価した)で，事前に設定された「意味のある基

準」以上の有意差は全体スコアでも各スコアでも観察されなかった。本 CQ で最も重要と設定したアクセス failure（当初選択した投与経路から投与できなくなる）は，末梢静脈群 26.7％（16 名が CV ポートを留置することになった）vs. CV ポート群 3.4％（2 名がカテーテル閉塞または破損を経験した）と有意に CV ポート群が良好であった。痛み（34％ vs. 16％，$p = 0.03$）や苦痛のスコア［SDS(symptom distress scale)で評価，22 mm vs. 12 mm，$p < 0.0001$］も CV ポート群が有意に優れるという結果であった。有害事象について，EV や血管痛は報告されていなかった。合併症全般が CV ポートを留置した患者 74 名（末梢静脈群からのクロスオーバーも含む）に 6 件（8.3％）が発生し，CV ポート使用 1,000 日あたり 0.23 件であった。

クロスオーバー，有害事象，コスト，QOL などを適切に測定，報告しており試験の質は比較的高いと考えられた。試験が 1 件しかないことも総合的に勘案して，エビデンスの確実性(強さ)は「中」とした。

◆ **益と害のバランス**

益は，予定通りがん薬物療法を投与できることと，ルート確保に関する痛みや不安が少ないこと。害は，合併症が 8％の患者に生じること。益と害のバランスは，益が上回ると考えられた。

◆ **患者の価値観や希望**

末梢静脈群の患者の 70％はそのまま末梢静脈で投与を完遂できており，患者の希望はばらつく可能性があると考えられた。一方で，患者とのインタビューでは末梢静脈確保困難で繰り返し穿刺されることの苦痛は非常に強く，中心静脈デバイスの選択肢があることは血管確保困難になってからではなく治療が始まる前から示して欲しい，その上で選べるのなら入れる，入れないは患者にも選ばせて欲しい，という発言があった。これらから，患者の希望は重要な不確実性またはばらつきありと考えられた。

◆ **コストや資源**

文献では，静脈アクセスにかかる平均費用は CV ポート群で有意に高かった（530 ドル vs. 2,178 ドル，$p = 0.0001$）。ただし，試験実施当時と現在ではデバイスや関連手技の変化などがあること，日本では患者の自己負担増分は高額療養費制度で吸収される可能性が高く，費用対効果分析がなされていないことも鑑み，「介入も比較対象もいずれも支持しない」とした。

必要資源量については，費用については上記の通り。器具については問題ないと考えられた。CV ポートを留置する人的資源は消費が増えるが，末梢静脈確保での人的資源の消費は減少すると考えられ，施設によるばらつきはあるものの「無視できるほどの増加や減少」とした。

◆ **推奨決定の過程**

推奨文の対象について主に議論した。根拠となる文献は主に固形がんの患者を対象にしているので，当初は「固形がん患者」を対象とすることも検討したが，リンパ腫の患者の多くにも適応可能であること，実際当該試験にもリンパ腫の患者が 3 番目に多く登録されたこと

を鑑み見送った。次に「外来化学療法を受ける患者」とすることも検討したが，レジメンの性質や種々の事情で入院を繰り返す患者にも適応可能であることを鑑みて，「繰り返しがん薬物療法薬の投与を予定するがん患者」とした。推奨の強さについてはエビデンスの確実性（強さ），益と害のバランス，患者の価値観や希望を踏まえて議論し，推奨決定の1回目の投票で，「当該介入の条件付きの推奨」9/9名（100%）の結果で，8割以上の合意を得て，「当該介入の条件付きの推奨」で決定した。

解説

　適用となりやすいのは，末梢静脈確保困難な患者に，末梢静脈確保の人的資源が乏しい施設で，穿刺回数の多い治療を予定している場合である。適用となりづらいのは，CVポートの留置に関する不安の強い患者に，CVポート留置の人的資源が乏しい施設で，穿刺回数の少ない治療を予定している場合である。合併症には，挿入時に生じる出血・気胸などに加えて留置後に生じる感染・血栓・デバイスの破損や閉塞も含まれることにも留意が必要である。施設ごとに適用の条件は異なるので，主治医・末梢静脈確保の担当者・CVポート留置の担当者それぞれの実情を反映した条件が事前に検討されていることが望ましい。その上で，レジメンの強度や予定治療期間，患者側因子（穿刺・留置部位への疾患や治療の既往による解剖学異常，高度肥満・糖尿病・皮膚脆弱性・凝固異常などの感染症/血栓症の合併症リスク）等も影響して個々の患者への推奨の是非・推奨タイミングが決定されると考える。仮に中心静脈デバイスの留置が推奨される場合，可能な範囲で早いタイミングから患者に留置の選択肢を提示し，患者の価値観や希望をできるだけ反映した意思決定が行われることが望ましい。

推奨適応の促進要因と阻害要因

　促進要因は，末梢静脈確保の人的資源に制約がある施設ではこの推奨が適応されやすい。逆に阻害要因は，CVポート留置の人的資源に制約がある施設ではこの推奨が適応されにくい。

今後の研究課題

　現在の手技やデバイスを用いた場合の合併症の割合（減少することが期待される）の検討は一つの課題である。逆に，現在の末梢静脈確保手技を用いた場合に「末梢静脈のみを使う予定で外来化学療法を開始した患者のどの程度の割合にいつCVポートが必要になるか」も課題である。

　今回の試験であまり検討されていないサブグループでの検討も必要である。具体的には，

治療開始後だと中心静脈デバイスの留置が困難になると想定される CV ポート留置後に血球減少時の皮下出血や感染が危惧される血液がん等の患者，リンパ節転移陰性の術後乳癌など4コース程度の短期間投与が想定されている患者，逆に再発がんの多く（年余の期間にわたり投与が想定されうる）や周術期の HER2 陽性乳癌（通常 1 年 3 カ月程度かけて 30 回強の投与が想定される）の患者のように長期間投与が想定されている患者などでの検討も課題である。

一般の方に向けた解説（要約）

　がん薬物療法薬を手や腕の血管から投与する際，患者さんによっては血管に針を刺すのが難しいことがあります。そのような場合，CV ポートと呼ばれる器具を一時的に皮膚の下に留置することがあります。繰り返しがん薬物療法薬の投与を受ける予定の患者さんにどの程度 CV ポートの留置をお勧めするのが良いか，今までに行われた研究をよく調べました。その結果，繰り返しがん薬物療法薬の投与を受ける予定の患者さんを対象に「CV ポートを留置するかしないか」をランダム化（無作為化）した臨床試験が 1 つみつかりました。その臨床試験によると，婦人科がん，乳がん，リンパ腫などさまざまながんで平均 7〜8 コースのがん薬物療法薬の投与を受けた患者さんの集団では，CV ポートの留置を受けても受けなくても生活の質（QOL）に大きな差はみられなかったものの，CV ポートの留置を受けた患者さんの方が痛みや苦痛が少なかったということ，CV ポートの留置を受けずに治療を始めた患者さんの 30％に結局 CV ポートの留置が必要になったということ，CV ポートを留置することによる合併症が生じた患者さんは留置を受けた患者さん全体の 8％と比較的少なかったことなどを総合して CV ポートの留置を「どちらかというとお勧めできる」と判断しました。このお勧めはあくまでも一般論であり，1 人 1 人の患者さんでどうお勧めするかは，ご自身のがんの病状や体調，各病院での手の血管に針を刺すスタッフや CV ポートを留置するスタッフの体制などにより判断が変わってきます。治療開始前に医療者とよく相談なさってください。

▶文献検索
データベース：PubMed，医中誌
検索期間：指定なし

▶採用文献
1) Bow EJ, Kilpatrick MG, Clinch JJ. Totally implantable venous access ports systems for patients receiving chemotherapy for solid tissue malignancies: A randomized controlled clinical trial examining the safety, efficacy, costs, and impact on quality of life. J Clin Oncol. 1999;17(4):1267.

IV

推奨

CQ 3a

がん患者に対して中心静脈デバイスを留置する際，CV と PICC どちらが推奨されるか

推奨

がん患者に対して中心静脈デバイスを留置する際，CV*よりも PICC**を留置することを弱く推奨する。

推奨の強さと方向	エビデンスの確実性（強さ）	投票結果（合意率）
強さ：弱い 方向：行うこと	B　中	9/9 名（100%）

作成の経緯

　末梢静脈から投与可能な薬剤でも患者の血管が穿刺困難な場合があり，その場合には上記デバイスの留置が必要になる。どのような患者にどのタイミングで中心静脈デバイスを留置すべきかは，未解決の重要な臨床課題である。先の CQ2 では「中心静脈デバイスを留置するかしないか」を検討し，本 CQ で「中心静脈デバイスを留置する場合に，どのデバイスを留置するか」を検討することとした。文献検索の結果，複数の RCT が同定され，「CV vs. ポート」，「PICC vs. ポート」，「PICC vs. CV」の 3 種類の比較が行われていた。比較の種類ごとに対象とするがん（固形がんか血液がんか）や状況（外来か入院か）に偏りがあり，ネットワークメタアナリシスには適さないと判断し，3 つの比較をそれぞれ CQ3a，CQ3b，CQ3c として個別に検討した。

　なお，検討に際して最も重要なアウトカムとしてデバイス failure（閉塞，感染，血栓，抜去など）を設定して可能な場合にメタアナリシスを行った。

推奨決定（合意形成）の経緯

◆ エビデンスの確実性（強さ）

　文献検索で，キーワード「がん関連」「カテーテル・ポート」「血管外漏出・注射部位反応」

---

*中心静脈穿刺による中心静脈カテーテル挿入
**末梢静脈穿刺による中心静脈カテーテル挿入

を検索式とした系統的文献検索を行い，PubMed 1,085 件，医中誌 240 件が抽出され，スクリーニングの結果 CV と PICC とを比較した RCT が 1 件[1]同定された。

　対象は，寛解導入がん薬物療法を受ける白血病患者 100 名であった。標準治療は CV で，介入は PICC であった。主要評価項目は複合エンドポイント(カテーテル関連血流感染とカテーテル関連血栓症)で，PICC 群 13% vs. CV 群 49%(リスク比 0.266；95%CI：0.119-0.594)と PICC 群で有意に少なかった。個別の合併症について，カテーテル関連血流感染は 4.3% vs. 23.4%(p＝0.014)，カテーテル関連血栓症は 8.7% vs. 25%(p＝0.03)とどちらも PICC 群で有意に少なかった。カテーテルの機能不全(閉塞，迷入，破損)は PICC 群 8.6% vs. CV 群 10%で有意差を認めなかった(p＝0.7)。本 CQ で最も重要としたデバイス failure に相当するカテーテル抜去は PICC 群 13% vs. CV 群 34%と PICC 群で有意に少なかった(p＝0.017)。30 日内死亡割合は PICC 群 8.6% vs. CV 群 21%と PICC 群で少ない傾向がみられた(p＝0.09)。なお，この試験においては全患者で 7 日以上の好中球数減少 Grade 4 と，高度の血小板減少(＜1 万)が観察された。本試験は 2019 年に報告された単施設で実施された n＝100 の RCT で，カテーテル関連血流感染とカテーテル関連血栓症からなる複合エンドポイントを主要評価項目としてサンプルサイズ設計され，概ね仮説設定通りの結果が観察された質の高い試験と考えられるが，対象が寛解導入療法を受ける急性白血病の患者という限定された集団(CV 群でのカテーテル関連の感染や血栓が 50%近くに想定され，実際近い値が観察された集団)とされており，がん患者全体への議論については非直接性の問題があることを鑑みて，議論の上でエビデンスの確実性(強さ)を「中」とした。

◆ 益と害のバランス

　益は，カテーテル抜去の減少，感染の減少，血栓の減少，合併症全体の減少とした。害は，文献では特に示されていない。今回検討された対象である寛解導入療法を受ける急性白血病患者に対しては，おそらく益が勝ると考えられた。

◆ 患者の価値観や希望

　主要なアウトカムについていずれも PICC が有意に勝っており，患者負担は PICC の方が少なく，「重要な不確実性またはばらつきはおそらくなし」と考えられた。

◆ コストや資源

　試験実施当時と現在とでは手技の変化(より積極的な超音波ガイドの使用)，デバイスの進歩などで費用の増分は不明だが，CV と PICC とでは大きな差はないと考えられる。費用対効果については「いずれも支持しない」とした。また，医療資源の消費は小規模にとどまると考え，「無視できるほどの増加や減少」に分類した。

◆ 推奨決定の過程

　推奨文の対象について主に議論した。試験の対象は寛解導入療法を受ける急性白血病の患者で，全患者で Grade 4 の好中球減少が 1 週間以上持続し，かつ血小板が 1 万未満に減少している。血液がんに限らず固形がん全体に対象を広げるかどうか，留置期間(1 カ月未満)を規定するかどうか，を順に議論した。まず，がん患者全体に対象を広げた場合，標準治療群

IV

推奨

（CV）での血栓や感染は減少することが想定されるので相対的に益は小さくなるもののなくならないと考えられ，対象はがん患者とすることとした。期間についてはCQ3b, 3cで検討したようにCVポート留置が可能な患者にはCVポートが推奨されるが，難しい患者には1カ月を超えて留置することも考えられるため，期間についての制限も記載を見送った。最終的に対象は「がん薬物療法を受けるがん患者」とした。

　議論の後，推奨決定の1回目の投票で，「当該介入の条件付きの推奨」9/9名（100％）の結果で，8割以上の合意を得て，「当該介入の条件付きの推奨」で決定した。

解説

　適用となりやすいのは，急性白血病に対して寛解導入療法を行う予定の患者で，末梢静脈からPICCが留置可能な場合である。適用となりにくいのは，末梢静脈からの挿入が難しい場合，トリプルルーメンカテーテルを必要とするなど，PICCで利用できるカテーテルではなくCVでのみ挿入しうるカテーテルを必要とする場合である。

推奨適応の促進要因と阻害要因

　特になし。

今後の研究課題

　現在の手技やデバイスを用いた場合の合併症の割合（減少することが期待される）の検討は一つの課題である。また，長期間留置する場合の検討も課題である。

一般の方に向けた解説（要約）

　CQ3cを参照してください。

▶文献検索

データベース：PubMed, 医中誌
検索期間：指定なし

▶採用文献

1) Picardi M, Pepa RD, Cerchione C, et al. A Frontline Approach With Peripherally Inserted Versus Centrally Inserted Central Venous Catheters for Remission Induction Chemotherapy Phase of Acute Myeloid Leukemia: A Randomized Comparison. Clin Lymphoma Myeloma Leuk. 2019;19(4):e184-94.

CQ 3b

がん患者に対して中心静脈デバイスを留置する際，CV カテーテルと CV ポートのどちらが推奨されるか

推 奨

固形がんの患者に対して中心静脈デバイスを留置する際，CV カテーテルよりも CV ポートを留置することを弱く推奨する。

推奨の強さと方向	エビデンスの確実性(強さ)	投票結果(合意率)
強さ：弱い 方向：行うこと	B 中	9/9 名(100%)

作成の経緯

CQ3a 参照

推奨決定(合意形成)の経緯

◆ エビデンスの確実性(強さ)

文献検索で，キーワード「がん関連」「カテーテル・ポート」「血管外漏出・注射部位反応」を検索式とした系統的文献検索を行い，PubMed 1,085 件，医中誌 240 件が抽出され，スクリーニングの結果カテーテルとポートとを比較した RCT が 2 件[1,2]同定された。

Wu ら[1]の対象は固形がん患者 100 名で，Johansson ら[2]の対象は急性白血病患者 43 名であった。どちらの試験も標準治療をカテーテルからの投与，試験治療をポートからの投与としてランダム化された。後者の試験は合併症(広範な皮下出血)がポート群 5 名に生じて途中中止となっている。

主要評価項目は Wu ら[1]の試験では主要評価項目は合併症割合で，カテーテル群 54% vs. ポート群 38%と後者が少ない傾向がみられた($p = 0.068$)。Johansson ら[2]の試験では主要評価項目はデバイス failure までの期間で，ITT 解析は有意差なしとのみ記載されデータは提示されていない。Per protocol 解析でカテーテル群 55 日 vs. ポート群 113 日とポート群が良い傾向がみられたが，有意差はみられていない($p = 0.15$)。

本 CQ で最も重要と設定したデバイス failure(閉塞，感染，血栓，抜去など)については，

Wu ら[1]の試験ではカテーテル群 27% vs. ポート群 3.8%（差：23.2%，リスク比 0.14；95% CI：0.02-1.01）よりポート群で良い傾向を認めたものの有意差は認めなかった。Johansson ら[2]の試験でもカテーテル群 45% vs. ポート群 23.5%（差：21.5%，リスク比 0.52；95%CI：0.2-1.4）とポート群で良い傾向を認めたものの有意差は認めなかった。メタアナリシスにおいても，カテーテル群（31%）よりポート群（12%）で少ない傾向（差：19%，リスク比 0.34；95%CI：0.09-1.3）がみられたが有意差は認めなかった。

合併症のうち，感染は Wu ら[1]の試験ではポート群で少ない（カテーテル群 32% vs. ポート群 4%）が，Johansson ら[2]の試験ではカテーテル群で少ない（カテーテル群 40% vs. ポート群 53%）と非一貫性があった。メタアナリシスではカテーテル群 34% vs. ポート群 23% とポート群で少ない傾向（リスク比 0.44；95%CI：0.02-8.43）がみられたが，有意差は認めなかった。

血栓は Wu ら[1]の試験でのみ報告され，カテーテル群 1% vs. ポート群 4% とポート群で多い傾向（リスク比 2.85；95%CI：0.18-43.9）がみられたが，有意差は認めなかった。デバイス留置後の合併症全体は Wu らの試験で検討され，カテーテル群 54% vs. ポート群 38% とポート群で少ない傾向が見られた（リスク比 0.71；95%CI：0.42-1.21）が，有意差は認めなかった。

2 試験のうち Johansson ら[2]の試験では留置後の出血例を除外した per protocol 解析を行っており，比較的バイアスリスクが高いと考えられた。エビデンスの確実性（強さ）については，本来は「中」または「弱い」相当と考えられるが，本ガイドラインでの他の CQ でのエビデンスの確実性（強さ）とのバランスも鑑みて，議論の上で「強」とした。

◆ 益と害のバランス

益は，デバイス failure の減少やデバイス関連の感染や合併症全体の減少である（ただし有意差は認めていない）。害は，デバイス関連の血栓の増加である（ただし有意差は認めていない）。固形がんに限定した場合は，有意差はないものの益が勝る可能性が高いと考えられた。

◆ 患者の価値観や希望

主要なアウトカムについていずれも有意差は認めず，また試験間で疾患の種類に由来する可能性のある非一貫性がみられ，重要な不確実性またはばらつきありと考えられた。

◆ コストや資源

試験実施当時と現在とでは手技の変化（より積極的な超音波ガイドの使用），デバイスの進歩などで費用の増分は不明だが，ポート留置でカテーテルと比べて増えることはほぼ確実と思われる。Wu ら[1]による試験では，カテーテル群で 1 人あたり 1,800 ポンド（1 ポンド 150 円とすると 27 万円）費用が増加すると報告された。ただし，費用対効果について検討するためのデータが不足しており，詳細な検討は困難である。また，おそらく患者の費用負担増分は日本の場合は高額療養費制度で吸収される可能性が高く，費用対効果については「いずれも支持しない」とした。また，医療資源の消費は小規模にとどまると考え，「無視できるほどの増加や減少」に分類した。

　なお，本 CQ 作成時点(2022 年 3 月)での代表的な CV ポートの価格は 7 万円強である。CV カテーテルや PICC の価格はいずれも数千円(マルチルーメンの PICC のみ 2 万円強)である。

◆ 推奨決定の過程

　推奨文の対象について主に議論した。Wu ら[1]の試験は固形がん，Johansson ら[2]の試験は急性白血病患者を対象にしており，「固形がん患者」を対象とすることとした。実際にはリンパ腫の患者にも適応可能とは考えられるが，Wu ら[1]の試験に含まれていないことも鑑み見送った。推奨の強さについてはエビデンスの確実性(強さ)，益と害のバランス，患者の価値観や希望を踏まえて議論し，推奨決定の 1 回目の投票で，「当該介入の条件付きの推奨」9/9 名(100%)の結果で，8 割以上の合意を得て，「当該介入の条件付きの推奨」で決定した。

解説

　ポートの適用となりやすいのは，外来での治療が頻回の場合，長期間入院，または繰り返し入院を想定されるがん薬物療法で，時間的余裕がある場合である。適用となりにくいのは，ポートの留置を待てない急ぐ状況や，急性白血病に対する寛解導入療法のような治療強度が非常に強い治療を予定している場合である。

推奨適応の促進要因と阻害要因

　促進要因は，特にない。阻害要因は，ポート留置の人的資源に制約がある施設ではこの推奨が適応されにくい。

今後の研究課題

　現在の手技やデバイスを用いた場合の合併症の割合(減少することが期待される)の検討は一つの課題である。また，急性白血病に対する寛解導入療法以外の血液がん治療を行う際の検討も課題である。

一般の方に向けた解説(要約)

　CQ3c を参照してください。

▶文献検索

データベース：PubMed，医中誌
検索期間：指定なし

▶採用文献

1) Wu O, Boyd K, Paul J, et al. Hickman catheter and implantable port devices for the delivery of chemotherapy: a phase II randomised controlled trial and economic evaluation. Br J Cancer. 2016;114(9):979-85.

2) Johansson E, Björkholm M, Björvell H, et al. Totally implantable subcutaneous port system versus central venous catheter placed before induction chemotherapy in patients with acute leukaemia-a randomized study. Support Care Cancer. 2004;12(2):99-105.

CQ 3c

固形がん患者に対して中心静脈デバイスを留置する際，PICC
と CV ポートのどちらが推奨されるか

推 奨

固形がん患者に対して中心静脈デバイスを留置する際，PICC よりも CV
ポートを留置することを強く推奨する。

推奨の強さと方向	エビデンスの確実性（強さ）	投票結果（合意率）
強さ：強い 方向：行うこと	A 強	9/9 名（100％）

作成の経緯

CQ3a 参照

推奨決定（合意形成）の経緯

◆ エビデンスの確実性（強さ）

　文献検索で，キーワード「がん関連」「カテーテル・ポート」「血管外漏出・注射部位反応」
を検索式とした系統的文献検索を行い，PubMed 1,085 件，医中誌 240 件が抽出され，スク
リーニングの結果 PICC と CV ポートとを比較した RCT が 4 件[1-4]同定された。対象は全て
固形がん患者で，順に消化器がん主体 70 名，主に乳癌と大腸癌の患者 399 名，早期乳癌の
患者 256 名，早期 HER2 陽性乳癌の患者 56 名であった。標準治療を PICC からの投与，試
験治療を CV ポートからの投与としてランダム化された。

　各試験の主要アウトカムを概説する。

　Patel ら[1]の試験の主要評価項目は重い合併症（抜去を要する合併症，抗凝固剤を要する血
栓，抗菌薬を要する感染，気胸，迷入，閉塞，挿入失敗）で，PICC 群 20％ vs. CV ポート群
6％と CV ポート群で少なかった（有意差検定は 100 カテーテル/日の重い合併症発生率で行
われ，19.3％ vs. 4.7％，$p=0.034$ と有意にポートが少なかった）。デバイス抜去は 20％ vs.
15.2％と CV ポート群で少ない傾向がみられたが，有意差は認めなかった。

　Taxbro ら[2]の試験の主要評価項目はカテーテル関連の血栓で，8％ vs. 1％と CV ポート群

で有意に少なかった(HR＝10.2；95％CI：2.3-44.6)。デバイス failure は 22.4％ vs. 13.1％ で CV ポート群で有意に少なかった(HR＝2.7, *p*＜0.001)。

　Clatot ら[3]の試験の主要評価項目はカテーテル関連の重い合併症(CTCAE ver.4 で Grade 3 以上, 化学療法の 8 日以上の遅延, デバイス抜去のいずれか；CR-SAE)で, 16.6％ vs. 7.8％ と CV ポート群で少なかった(有意差検定は 35 週以内の CR-SAE 割合で HR＝2.18, *p*＝0.036)。デバイス抜去(予期しないカテーテル交換)は 12％ vs. 6％ で CV ポート群で少なかった(有意差検定示されず)。

　Clemons ら[4]の試験の主要評価項目は試験の同意説明の実施割合および患者の同意割合でともに閾値の 25％ を上回ったが 56 名の登録に 2 年かかり試験の継続が途中で断念された。デバイス抜去は 3 名(10.3％)vs. 5 名(18.5％)で CV ポート群に多い傾向がみられた。

　各試験を統合したアウトカム評価については, 本 CQ で最も重要と設定したデバイス failure は Taxbro ら[2]のみが報告しており, 22.4％ 対 13.1％ と CV ポート群で有意に少なかった(HR＝2.7, *p*＜0.001)。合併症のうち, 感染は 4 試験で検討されており, メタアナリシスでは 9％ vs. 4％(リスク比 0.47；95％CI：0.27-0.83)とポート群で有意に少なかった。血栓も 4 試験で検討されており, 10％ vs. 3％(リスク比 0.32；95％CI：0.11-0.91)と CV ポート群で有意に少なかった。デバイス留置後の合併症も 4 試験で検討されており, 21％ vs. 12％(リスク比 0.57；95％CI：0.41-0.8)で CV ポート群で有意に少なかった。

　重要なアウトカムと設定したデバイス failure, 感染, 血栓, 合併症全般でいずれも有意に CV ポート群で少なく, ハザード比やリスク比を鑑みて, 望ましい効果は「大きい」とし, また望ましくない効果は「わずか」とした。

　エビデンスの確実性(強さ)はアウトカムごとに考えた場合, デバイス failure については「中」, 感染, 血栓, 合併症全般については「強」とした。

　エビデンス全体での確実性は, 4 試験のうち 3 試験が完遂しており, バイアスリスクはいくらか認められるものの, 作成グループで議論の上でエビデンスの確実性(強さ)は「強」とした。

◆ 益と害のバランス

　益は, デバイス failure の減少, 感染の減少, 血栓の減少, 合併症全体の減少。害は, 文献では特に示されていないが, おそらくコストは増加する。少なくとも固形がんに対して外来化学療法を受ける患者については, 明らかに益が勝ると考えられた。

◆ 患者の価値観や希望

　主要なアウトカムについていずれも CV ポートが有意に勝ったものの, RCT について説明を受けた患者の約半数がランダム化を希望しなかった(どちらか選択することを希望した)という報告があり, 重要な不確実性またはばらつきありと考えられた。

◆ コストや資源

　試験実施当時と現在とでは手技の変化(より積極的な超音波ガイドの使用), デバイスの進歩などで費用の増分は不明だが, CV ポート留置で PICC と比べて増えることはほぼ確実と

思われる。ただし，費用対効果について検討するためのデータが不足しており，詳細な検討は困難であった。また，おそらく患者の費用負担増分は日本の場合は高額療養費制度で吸収される可能性が高く，費用対効果については「いずれも支持しない」とした。また，医療資源の消費は小規模にとどまると考え，「無視できるほどの増加や減少」に分類した。

◆ 推奨決定の過程

推奨文の対象と強さについて主に議論した。4つの試験はいずれも固形がんに対する外来化学療法を行う患者であったが，実際にはリンパ腫など一部の血液がんでも外来化学療法を行い，またその治療強度を鑑みても本推奨の対象に含めることは妥当と考えられた。しかしながら，今回エビデンスに基づいて強い推奨を出すということも鑑みて，最終的に対象は「固形がんの患者」とした。また外来化学療法という限定を足すかどうかも議論したが，海外と日本の外来化学療法の環境の違い（病院の近隣のホテルに患者が宿泊して外来化学療法を受けていたり，PICC を外来化学療法で使用していたり，など）から外来化学療法という限定は付さないこととした。

推奨決定の1回目の投票で「当該介入の強い推奨」9/9 名（100%）の結果で，8 割以上の合意を得て「当該介入の強い推奨」で決定した。

解説

適用となりやすいのは，固形がんに対して外来化学療法を繰り返し行う予定の患者で，時間的余裕がある場合である。適用となりにくいのは，CV ポートの留置を待てない急ぐ状況や，急性白血病に対する寛解導入療法に近いような強い血液毒性が想定されている場合である。

推奨適応の促進要因と阻害要因

促進要因は，特にない。阻害要因は，CV ポート留置の人的資源に制約がある施設ではこの推奨が適応されにくい。

今後の研究課題

現在の手技やデバイスを用いた場合の合併症の割合（減少することが期待される）の検討は一つの課題である。また，リンパ腫などの血液がんに対する外来化学療法を行う際の検討や，固形がんに対して繰り返し入院を伴うような治療を行う際の検討も課題である。

IV

推奨

一般の方に向けた CQ3a, 3b, 3c の解説（要約）

　がん薬物療法薬を腕や手の血管から投与する際，患者さんによっては血管に針を刺すのが難しい／難しくなることがあります。そのような場合，PICC（末梢静脈穿刺により挿入された中心静脈カテーテル），CV カテーテル（中心静脈穿刺により挿入された中心静脈カテーテル），CV ポートと呼ばれる器具を一時的に皮膚の下に留置することがあります。繰り返しがん薬物療法薬の投与を受ける患者さんにどちらの器具の留置をお勧めするのが良いか，今までに行われた研究をよく調べました。その結果，PICC を留置するか CV カテーテルを留置するかをランダム化（無作為化）した臨床試験が 1 つ（CQ3a），CV カテーテルを留置するか CV ポートを留置するかをランダム化（無作為化）した臨床試験が 2 つ（CQ3b），PICC を留置するか CV ポートを留置するかをランダム化（無作為化）した臨床試験が 4 つ（CQ3c）みつかりました。

　CQ3a については，急性白血病で寛解導入療法を受ける患者さんを対象にした臨床試験で，カテーテルの抜去が必要になる患者さんが PICC で少なく，感染や血栓などの合併症も PICC の方が少ないため，がん患者さん全般に対して CV カテーテルよりも PICC の留置を「弱くお勧めできる」と判断しました。

　CQ3b については，1 つは急性白血病の患者さんを対象に行われた臨床試験で，CV ポートを留置した患者さんに合併症が多くみられ，途中で試験が中止になっています。もう 1 つは固形がんの患者さんを対象に行われた臨床試験で，はっきりとした優劣はつきませんでした。しかしながら，器具が使えなくなる患者さんの割合，器具に関連する感染，合併症全体などの点で CV ポートを留置した方が良い傾向がみられたことなどを総合して，固形がんの患者さんに対して CV カテーテルよりも CV ポートの留置を「どちらかというとお勧めできる」，と判断しました。

　CQ3c については，いずれも大腸癌などの消化器がんや乳癌の患者さんを対象にした臨床試験で，器具を使えなくなる患者さんが少ないことや血栓や感染などの合併症が減ることなどから，固形がんの患者さんに対して PICC よりも CV ポートの留置を「強くお勧めできる」，と判断しました。

　これらはあくまでも一般論であり，1 人 1 人の患者さんでどうお勧めするかは，ご自身のがんの病状や体調，使用するカテーテルの役割（栄養や輸血，採血，特殊な薬剤の投与などの必要性の有無が選択に影響します），各病院での PICC，CV カテーテル，CV ポートを留置するスタッフの体制，などにより判断が変わってきます。治療開始前に医療者とよく相談なさってください。

▶ 文献検索

データベース：PubMed，医中誌
検索期間：指定なし

▶採用文献

1) Patel GS, Jain K, Kumar R, et al. Comparison of peripherally inserted central venous catheters(PICC) versus subcutaneously implanted port-chamber catheters by complication and cost for patients receiving chemotherapy for non-haematological malignancies. Support Care Cancer 2014;22(1):121-8.

2) Taxbro K, Hammarskjöld F, Thelin B, et al. Clinical impact of peripherally inserted central catheters vs implanted port catheters in patients with cancer: an open-label, randomised, two-centre trial. Br J Anaesth. 2019;122(6):734-41.

3) Clatot F, Fontanilles M, Lefebvre L, et al. Randomised phase II trial evaluating the safety of peripherally inserted catheters versus implanted port catheters during adjuvant chemotherapy in patients with early breast cancer. Eur J Cancer. 2020;126:116-24.

4) Clemons M, Stober C, Kehoe A, et al. A randomized trial comparing vascular access strategies for patients receiving chemotherapy with trastuzumab for early-stage breast cancer. Support Care Cancer. 2020;28(10):4891-9.

Ⅳ

推
奨

CQ 4

穿刺処置を受けた部位より中枢側にがん薬物療法薬投与のための末梢静脈カテーテルを留置することは推奨されるか

推 奨

末梢静脈よりがん薬物療法薬の投与を受ける患者に対して，穿刺処置を受けた部位より中枢側（上流）にがん薬物療法薬投与のための末梢静脈カテーテルを留置することを弱く推奨する。

推奨の強さと方向	エビデンスの確実性（強さ）	投票結果（合意率）
強さ：弱い 方向：行うこと	C 弱	8/9 名（89%）

作成の経緯

　穿刺エラーや採血で損傷を与えた穿刺部位から，遠位の血管からのがん薬物療法薬投与は，避けるべきと考えられている。これは損傷を与えた部位での EV を回避するためであるが，血管の選択肢を狭める要因ともなる。本ガイドライン 2014 年版（第 2 版）[A]では，「静脈壁が修復するまでの 24 時間以内は再穿刺を試みるべきではない」と記載されているが，穿刺禁忌側がある患者，穿刺困難な患者においては，この方法をとることが難しい場合もあるため，穿刺部位より遠位側の静脈穿刺が許容されるタイミングを含め，中枢側からの穿刺の推奨について，検討することとした。

推奨決定（合意形成）の経緯

◆ エビデンスの確実性（強さ）

　文献検索で，キーワード「血管外漏出」「末梢静脈」「リスク要因」を挙げ，検索式とした系統的文献検索を行い，PubMed 397 件，医中誌 122 件が抽出された。スクリーニングの結果，採用された文献は 1 件のコホート研究であった[1]。本 CQ のアウトカムは「EV の減少」「EV 発生部位の皮膚壊死の減少」「穿刺血管の選択肢の減少」とした。採用された 1 件のコホート研究[1]は血管損傷後，24 時間以内の遠位側からのがん薬物療法薬投与を対象とした単一群の研究であり，中枢側と遠位側での比較ができないこと，サンプル数が小さく偏りがあ

ること，血管穿刺回数にばらつきがあること，EV の発生が 1 件のみであったことより，「EVの減少」のエビデンスの確実性(強さ)は「弱い」と判断した。また，漏出した薬剤が hy-dration 薬剤であったことより，「皮膚の壊死の発生」のエビデンスの確実性(強さ)は「非常に弱い」と判断した。

これらを総合的に判断し，血管損傷がある部位より中枢側に末梢静脈カテーテルを留置することを推奨するエビデンスの確実性(強さ)は「弱い」と判断した。

◆ 益と害のバランス

益は「EV の減少」と「EV 発生部位の皮膚壊死の減少」，害は「穿刺血管の選択肢の減少」であり，害に関する文献は見当たらなかったが，穿刺エラーによる血管損傷がある部位より中枢側に静脈ラインを確保することで，損傷した血管からの EV を完全回避できるため，末梢静脈のカテーテル留置が困難でない患者においては，おそらく益が害を上回るという意見で合意した。

◆ 患者の価値観や希望

文献は見当たらなかった。患者インタビューでは，手背での採血について「理由を知ることで許容できる」「最終手段は手背になるので，最初から手背でも大丈夫」「どこでも(血管を)ぐりぐりされる(探る)ことなく 1 回で成功してほしい」という意見があった。一方，臨床現場では手背の血管を穿刺することに強い拒否感を抱く患者もいた。中枢側の血管を残すための遠位側の血管を選択することについては，患者の価値観は「重要な不確実性またはばらつきの可能性あり」とした。

◆ コストや資源

穿刺回数は同じであり，コストへの影響はない。ただし，末梢静脈カテーテルの留置が困難な患者では，がん薬物療法前の採血や，投与中のルートトラブルによる入れ替えを考慮した上で，計画的に穿刺部位を選択する必要があるため，知識や穿刺技術を有する人材が必要であると考える。

◆ 推奨決定の過程

上肢に穿刺禁忌側がある患者や，末梢静脈カテーテルの留置が困難な患者について検討した。がん薬物療法前に採血がある場合，カテーテル留置部位を残す目的で，穿刺禁忌側がある患者では，第一選択である肘静脈以外から採血せざるを得ないことや，血管が細い患者では，より細い血管から採血せざるを得ないことがあり，場合によっては，患者の不利益が高くなるのではないかといった議論が行われた。推奨決定の 1 回目投票では，「当該介入の条件付きの推奨」8/9 名(89％)，「当該介入の強い推奨」の 1/9(11％)名であった。当該介入の強い推奨に投票した理由は，"EV を防ぐために，(実施可能かどうかはわからないが)まずは損傷を与えた部位より中枢側を穿刺すべき"であった。また，採血部位のみならず，入れ替えを想定した部位での静脈確保等，がん薬物療法前の静脈穿刺部位をアセスメントできる知識と，一定の穿刺技術を有している医療者が不可欠である点が挙げられた。以上のことから，「当該介入の条件付きの推奨」8/9 名(89％)が 8 割以上の合意を得られ，決定した。

　なお，24 時間という基準の根拠は明らかではなく，損傷した部位の遠位側を避けるべき時間の提案はできないと判断した。

解説

　当該推奨を適用する場面として，同一日の薬物療法前の採血，穿刺エラー，投与中のルートの入れ替えによる再穿刺時が想定される。欧米のガイドライン[B, C]では損傷した血管の遠位側からの壊死起因性抗がん薬の投与を避けることが推奨されており，Simin ら[D]は，一般輸液において，解剖学的に同じ血管からの複数回穿刺では infiltration（漏出）が多いと報告している。臨床においては EV 予防として，損傷した部位より中枢側から末梢静脈カテーテルを留置することが望ましい。他方，末梢静脈カテーテルの留置が困難な患者に対して，本推奨を適用しようとすると，肘部の静脈など，条件の悪い血管を選択せざるを得ない状況も生じる可能性がある。したがって，末梢静脈カテーテルの留置が困難な患者に対する投与部位（血管）の選択については患者の治療計画や状態，および患者の意向を踏まえ各施設で十分に検討し，対応を決めることが望ましい。

推奨適応の促進要因と阻害要因

　技術を有する穿刺者が配置されている場合は，肘以外の細い静脈からの採血でも 1 回で成功する確率が高く，また末梢静脈カテーテル留置のエラーも少ないと考えられることより，本推奨を実施しやすくなる。

今後の研究課題

　今後は，選択する血管が目視や触診，あるいは機器（超音波，サーモグラフィなど）の使用によって，解剖学的に違うラインの血管であると判断できた場合の，遠位側からの投与の許容について評価する研究，および，遠位側で穿刺した際のデータの後ろ向きの解析や，中枢側で穿刺した際のデータとのケースコントロールスタディが必要と考えられる。ただし倫理的観点から，ヒトを対象に壊死起因性抗がん薬を用いた介入研究はできない。

一般の方に向けた解説（要約）

　がん薬物療法薬を投与する部位より心臓に近い部分（中枢側）の血管が，採血や点滴の針の入れ替えで傷ついている場合，傷ついた部分から薬液が漏れる可能性があると言われています。できるだけ薬液が血管から漏れることを避けるよう努める必要があり，傷ついた血管より中枢側からがん薬物療法薬の投与を行います。片方の腕でしか採血や点滴ができない患者

さんや，血管が見えづらい患者さんでは，中枢側の血管を残すため，治療前の採血を手背や肘以外の細い血管から行うことがあります。点滴がうまく入らなかったり，途中で点滴が漏れて入れ替えたりする場合では，中枢側に穿刺できる血管がないこともあり，末梢側の血管を穿刺することもあります。

　以上の理由で医療者は穿刺部位を選択していますが，適宜ご自身の意向を医療者に伝え，十分に話し合って方法を決めてください。また，がん薬物療法薬の点滴中は，治療当日，また数日前に採血や点滴をした部分の違和感にも注意いただき，症状があった場合は，すぐに医療者に知らせてください。採血や点滴の針を抜いてから，どの程度の時間が経てば大丈夫かという文献は見当たらず，明らかではありませんでした。

▶文献検索

データベース：PubMed，医中誌
検索期間：1995〜2021 年

▶採用文献

1）Chan RJ, Alexander A, Bransdon M, et al. Challenging the distal-to-proximal cannulation technique for administration of anticancer therapies: a prospective cohort study. Cancer Nurs. 2012;35(5):E35-40.

▶引用文献

A）日本がん看護学会編.（2014），外来がん化学療法看護ガイドライン：抗がん剤の血管外漏出およびデバイス合併症の予防・早期発見・対処. 金原出版株式会社，p40.
B）West Midlands Clinical Networks and Clinical Senate（SACT）.（2017）. Guidelines for the Management of Extravasation of a Systemic Anti-Cancer Therapy including Cytotoxic Agents
C）Oncology Nursing Society.（2019）. Chemotherapy and Immunotherapy Guideline.p253
D）Simin D, Milutinović D, Turkulov V, et al. Incidence, severity and risk factors of peripheral intravenous cannula-induced complications: An observational prospective study. J Clin Nurs. 2019;28(9-10):1585-99.

IV

推奨

CQ 5

がん薬物療法薬の持続（間歇）投与を受けている患者に対して，EV 予防のために，末梢静脈カテーテルを定期的に入れ替えることは推奨されるか

推 奨

がん薬物療法薬の持続（間歇）投与を受けている患者に対して，末梢静脈カテーテルの定期的な入れ替えを行わないことを弱く推奨する。

推奨の強さと方向	エビデンスの確実性（強さ）	投票結果（合意率）
強さ：弱い 方向：行わないこと	C　弱	9/9 名（100%）

作成の経緯

　末梢静脈カテーテルは時間経過により閉塞，静脈炎，EV 等により，入れ替えが必要となる。がん薬物療法では，特に壊死起因性抗がん薬に分類される薬剤の EV の発生は許容されないため，予防的な介入が重要である。本ガイドライン 2014 年版（第 2 版）[A]では，「24 時間以上経過した末梢静脈カテーテルの使用は，通常，行われるべきではない」とされ，（複数日にわたってがん薬物療法薬の持続・間歇投与が必要な場合において）末梢静脈カテーテルの 24 時間ごとの定期的な入れ替えが推奨されていた。しかし，穿刺処置に伴う患者の苦痛という観点から考えたとき，末梢静脈カテーテルの入れ替えは，必要にして最小の頻度にすべきと考え，定期的な入れ替えが必要であるかを検討することとした。

推奨決定（合意形成）の経緯

◆ エビデンスの確実性（強さ）

　文献検索で，キーワード「定期的な入れ替え」「末梢静脈カテーテル」「抗悪性腫瘍剤」を検索式とした系統的文献検索を行い，PubMed 95 件，医中誌 92 件が抽出され，スクリーニングの結果，採用された文献は PubMed 2 件であり，その内訳はメタアナリシス 1 件[1]，RCT 1 件[2]であった。なお，2 件の文献は，本 CQ の対照群と介入群が，逆に設定されていたため，RR（CI）は改編して SR を実施した。

　アウトカムは，益を「EV の減少」「静脈炎の減少」「固定材（絆創膏）による皮膚の炎症の

減少」，害を「患者の苦痛の増加」「医療者の業務量の増加」とした。RCT[2]は，EV と infiltration（漏出）が測定されていたことより，対象にがん薬物療法薬を含むと考えられるが，EV の発生には差がなかった。メタアナリシス[1]は，infiltration を評価しており，SR では「infiltration」を本 CQ の「EV の減少」のエビデンスとして評価した。この文献では，72～96 時間ごとに末梢静脈カテーテルを定期的に入れ替えることで，infiltration は，おそらく減少するという中程度の確実性のあるエビデンスと評価されていたが，評価対象ががん薬物療法薬以外であることより，エビデンスの確実性（強さ）は「弱い」と判断した。「静脈炎の減少」は化学性静脈炎ではなく血栓性静脈炎（thrombophlebitis）で設定されており，発生に差がなかった。「患者の苦痛の増加」が測定されていたのは RCT[2]のみであり，予防的な入れ替え（96 時間ごとの交換）群の疼痛が低かったが，カテーテル入れ替えの処置に伴う患者の苦痛を測定したものではないことより，エビデンスの確実性（強さ）は「弱い」と判断した。「固定材による皮膚の炎症の減少」「医療者の業務量の増加」に関する文献はなかった。以上より，全体のエビデンスの確実性（強さ）は「弱い」と判断した。

◆ 益と害のバランス

益として，72～96 時間ごとの定期的な入れ替えは，infiltration 予防においてのみ中程度の確実性が示されているが，がん薬物療法薬を対象とした文献は見当たらなかった。害について評価できる文献は乏しいものの，末梢静脈カテーテルの入れ替えに，患者の苦痛と医療者の業務量の増加が伴うことは周知のことであり，害を「中」と評価した。以上より，末梢静脈カテーテルの定期的な入れ替えは，害が益を上回ると判断した。

◆ 患者の価値観や希望

文献は見当たらなかった。患者インタビューで「（点滴の）抜き差しが嫌なので，（EV が）起きれば困るとわかっていても，漏れていないのであれば，続けて欲しいと思う」「血管を探られている時はすごく嫌」等，必要性を理解した上でも，入れ替えに伴う苦痛の耐えがたさが語られた。特に穿刺困難な患者では，予防的な入れ替えに対する拒否感が強いという意見もあり，予防的（定期的）な入れ替えは許容しづらいという価値観で一致していると考える。

◆ コストや資源

費用対効果は，臨床症状による入れ替えが優れている[1]。費用はカテーテルをはじめとする医療材料の種類により相違があるため，程度については不明である。

◆ 推奨決定の過程

Infiltration は，定期的な入れ替えで，おそらく減少するという中程度の確実性のあるエビデンスがあるものの，EV についてのエビデンスはなく，がん薬物療法における EV 予防効果は限定的と考えた。患者の意見や希望，ならびに，作成メンバーの臨床経験より，問題がない末梢静脈カテーテルの入れ替えに伴う患者の苦痛と，得られる益について議論した結果，1 回目の投票で，9/9 名（100％）の合意で「末梢静脈カテーテルの定期的な入れ替えを行わないことを弱く推奨する」と判断した。なお，本ガイドライン 2014 年版（第 2 版）[A]とは

相反する結果となったことについて，今回，採用した文献が最新のエビデンスであることを確認した。カテーテル入れ替え時期(時間)の基準は，推奨に入れないことで合意した。

解説

　EV を予防する上で，EV 発生前のカテーテルの予防的な入れ替えは不可欠であるが，定期的な入れ替えによって EV が予防できるという根拠は弱く，個々の患者に応じた判断と対応が必要と考える。そのためには，カテーテル挿入部や投与血管の問題と，がん薬物療法の継続の可否についてアセスメントできることが重要である。EV のリスク要因も考慮した上で，短期間でカテーテルの入れ替えを繰り返し必要とする患者では，CV カテーテルの留置を検討することが望ましい。

推奨適応の促進要因と阻害要因

　特になし。

今後の研究課題

　今後は，がん薬物療法薬と静脈炎や EV が発生する時間的経過や関連要因に関する観察研究，定期的な入れ替えに関する介入研究が必要と考えられるが，介入研究は患者の苦痛を伴うため，慎重に行う必要がある。

一般の方に向けた解説(要約)

　がん薬物療法薬の中には，血管外に薬液が漏れることで皮膚に強い炎症や壊死を起こす薬剤があり，それを予防することが重要です。一度留置した末梢静脈カテーテルを数日間継続して使うことで，血管外に漏れやすくなると考えられています。薬液が漏れることを予防するために，定期的に点滴の針を入れ替える方法がありますが，点滴の針を入れ替える処置は，患者さんの苦痛を伴います。そこで定期的に点滴の針を入れ替えることで，点滴漏れや皮膚の炎症や壊死を予防できるかどうかについて検討しました。しかしながら，これらに関するがん薬物療法を対象とした調査はみつかりませんでした。がん薬物療法薬は，静脈炎を起こしやすい薬剤もあることや，定期的な入れ替えによる患者さんの苦痛を考慮した上で，投与部位の痛みや違和感などの個々の患者さんの症状に合わせて入れ替えをする方がよいだろうと考えました。さまざまな状況がありますので，適宜，医療者と相談して，安全な方法を選択してください。

▶文献検索

データベース：MEDLINE，医中誌
検索期間：1995〜2021 年

▶採用文献

1) Webster J, Osborne S, Rickard CM, et al. Clinically-indicated replacement versus routine replacement of peripheral venous catheters. Cochrane Database Syst Rev. 2019;1(1):CD007798.
2) Vendramim P, Avelar AFM, Rickard CM, et al. The RESPECT trial-Replacement of peripheral intravenous catheters according to clinical reasons or every 96 hours: A randomized, controlled, non-inferiority trial. Int J Nurs Stud. 2020;107:103504.

▶引用文献

A) 日本がん看護学会編．外来がん化学療法看護ガイドライン；抗がん剤の血管外漏出およびデバイス合併症の予防・早期発見・対処，金原出版株式会社．p38，2014.

Ⅳ

推奨

CQ 6

EV を予防するための投与方法として，輸液ポンプ[*1]より自然滴下が推奨されるか

推 奨

末梢静脈からのがん薬物療法薬の投与方法において，EV 予防と速度管理のバランスを考慮し，自然滴下を行うこと・行わないことを弱く推奨する[*2]。

推奨の強さと方向	エビデンスの確実性（強さ）	投票結果（合意率）
強さ：弱い 方向：行うこと・行わないこと	C　弱	1 回目 7/9 名（78%） 2 回目 8/9 名（89%）

■ 作成の経緯

　がん薬物療法薬の投与は厳密な速度管理が必須なため，輸液ポンプ[*1]を使用することも少なくない。輸液ポンプは，カテーテル留置部位（血管）に問題が起こった場合にも，閉塞感知圧に達するまで薬液を押し込むことがある。自然滴下により EV のリスクが低減できる可能性があるが，速度管理が容易で正確な輸液ポンプが使用されている現状がある。一方で，自然滴下による EV の予防効果や輸液ポンプの EV に及ぼす影響は明確ではない。このような現状を踏まえ，輸液ポンプによる EV 発生への影響と自然滴下による EV の予防効果について検討することとした。

　なお，CV と末梢静脈とでは EV のリスクが違うため，本 CQ は，末梢静脈からの投与に限定した。

■ 推奨決定（合意形成）の経緯

◆ エビデンスの確実性（強さ）

　文献検索で，キーワード「EV」「輸液ポンプ」「抗悪性腫瘍剤」「末梢静脈」を検索式とした系統的文献検索を行った。文献がないことが予測されたため，「抗悪性腫瘍剤」を除外した

[*1] 機械的な陽圧（ポンプ機能）によって一定の速度で薬液を投与する輸液装置。
[*2] 行うこと・行わないことを弱く推奨する：末梢静脈からのがん薬物療法薬の投与方法として，EV 予防のために自然滴下を行うことを弱く推奨するが，速度管理の面では自然滴下を行わないことを弱く推奨する。

検索も実施し，PubMed 773 件，医中誌 119 件が抽出された。スクリーニングの結果，採用された文献は医中誌 1 件，PubMed 6 件であり，その内訳はコホート研究 1 件，症例報告 6 件であった。コホート研究[1]と症例報告の 2 件[2,3]は対象薬剤ががん薬物療法薬ではなかった。

アウトカムは，益を「EV の減少」「皮膚の炎症の減少」「皮膚潰瘍(壊死)の回避」，害を「速度管理の精度」「看護師の業務量」としたが，害について測定された文献は見当たらなかった。

自然滴下と輸液ポンプを比較した文献はコホート研究 1 件[1]のみであった。この文献は，対象を小児としており，infiltration(漏出)においては自然滴下が優れていた。infiltration については，発生機序が EV と類似していることより，「EV の減少」のエビデンスとして評価した。症例報告[2-7]は 7 件の EV 発生事例であり，全て輸液ポンプを使用していたが，EV と輸液ポンプの因果関係は明確ではなかった。

「EV の減少」は，文献が小児を対象としたコホート研究 1 件[1]のみであり，がん薬物療法薬を対象としていないことより，エビデンスの確実性(強さ)は「弱い」と判断した。「皮膚の炎症の減少」「皮膚潰瘍(壊死)の回避」は症例報告のみのため「非常に弱い」とした。

以上より，全体のエビデンスの確実性(強さ)は「弱い」と判断した。

◆ 益と害のバランス

害のアウトカムに関する文献は見当たらなかったことより，SR 結果で害と益のバランスを判断することはできなかった。しかし，一般的に，自然滴下は輸液ポンプによる投与と比べると，速度管理の精度が低い。したがって，速度調整のために医療者の業務時間が増加する可能性がある。「EV の減少」は SR で弱いながらもエビデンスがあった。以上より，EV 発生や組織傷害のリスクが高い場合は，自然滴下による投与の方が輸液ポンプを使用するよりも益が上回り，それ以外の場合は自然滴下による投与の方が輸液ポンプを使用するよりも害が上回ると考え，益と害のバランスは個々の状況によりさまざまと判断した。

◆ 患者の価値観や希望

文献は見当たらなかった。患者インタビューでは，「輸液ポンプでは痛い時があった。でも，早く終わるのだったら輸液ポンプで入れてもらってもいいかもわからない」「安全に使える方がいい」など，予定時間での治療終了や，安全な使用を希望する意見があった。自然滴下の場合，腕の向きや高さで速度が変わることや，点滴が止まっていないか常に気にする必要があることより，自然滴下については否定的であったが，輸液ポンプの使用に関する価値観は一致していた。なお，機種に対する意見はなかった。以上のことから重要な不確実性またはばらつきの可能性ありとした。

◆ コストや資源

文献は見当たらなかった。自然滴下は装置が不要であり輸液ポンプより安価である。

◆ 推奨決定の過程

本 CQ は，自然滴下に自然滴下式輸液装置[*3]を含めて検討を始めたが，その後，自然滴

[*3] 気圧(重力)を利用した自然滴下方式で，ソフトウエアによる速度管理ができる輸液装置。

下式輸液装置を除き，自然滴下のみに変更した経緯がある。

　推奨決定の過程では，厳密な速度管理を必要とするがん薬物療法において，全ての壊死起因性抗がん薬の投与を自然滴下とする場合の益と害について議論した。自然滴下は輸液ポンプに比べ，EV の減少においてはおそらく優れているが，速度管理においては劣るという点について異論はなかった。壊死起因性抗がん薬の投与方法に関して「自然滴下が望ましい」と「全ての壊死起因性抗がん薬を自然滴下とすることは，速度管理の厳密さに欠けるため現実的ではない」という二つの意見の他，本 CQ の推奨を示すことは難しいという意見もあった。自然滴下が望ましいと考えられる場合として，アントラサイクリン系やビンカアルカロイド系薬剤のボーラス投与，また望ましくない場合として，パクリタキセルのように粘性があり輸液セットに規定された滴下数では速度管理できない薬剤，薬剤を並列投与する場合，上肢の高さによる滴下速度の変化等，自然滴下では管理が困難と考えられる具体例も挙げられた。しかしこれらのエビデンスは見当たらず，自然滴下の対象となる薬剤（輸液ポンプでの投与が容認される薬剤）を示すことはできないという意見で一致した。

　以上の議論を重ねた後，1 回目の投票では，「当該介入または比較対照のいずれかについての条件付きの推奨」が 7 名，「当該介入の条件付き推奨」が 2 名であった（合意率 78%）。その理由は，「EV の原因の一つとして輸液ポンプの使用を示唆する文献があるため，一定の方向性を示す方がよい」という意見と，「輸液ポンプを使わざるを得ない状況があるのなら，使うこと，使わないことのいずれの方向性も残すことが妥当」との意見があり，再度十分な議論を行った。

　2 度目の投票の結果，「当該介入または比較対照のいずれかについての条件付きの推奨」8/9 名（89%），「当該介入の条件付きの推奨」1/9 名で，8 割以上の合意を得て決定した。「当該介入の条件付きの推奨」に投票した理由は「輸液ポンプの使用により漏出量増加のリスクが高いという点が示されているため」であった。

　本 CQ は，外部評価およびパブリックコメントで「推奨がわかりづらい」といった指摘が複数あった。このことをふまえて再度議論を重ねた。当初，介入を「自然滴下/自然滴下式輸液装置」と設定していたが，自然滴下と自然滴下式輸液装置は，EV 予防においては同等であるが，速度管理においては異なること，また，自然滴下式輸液装置と EV の関連に関する文献が見当たらないことより，「自然滴下」のみに修正することに合意を得た。推奨についても修正するか否か作成メンバー間で十分に議論をした。その結果，推奨は「行わないこと，行うこと」を修正しないことに合意を得た。

解説

　壊死起因性抗がん薬投与時は，輸液ポンプの使用について慎重に検討すべきであることが知られている。それでも輸液ポンプが使用されるのは，輸液ポンプの精度，使いやすさ，組織が保有する輸液ポンプの現状等が理由と考えられる。本 CQ に関する患者の価値観や希望

においても自然滴下は否定的であった。INS ガイドライン[A)]に，輸液ポンプの使用は，漏出の原因にはならないが，漏出の有無を検知する機能はないため，問題を悪化させる可能性があると記載されている。ONS ガイドライン[B)]では，分子標的治療薬，免疫チェックポイント阻害薬の投与に，速度調整が厳密にできる輸液ポンプの使用を推奨する一方で，アントラサイクリン系，ビンカアルカロイド系薬剤のボーラス投与時は輸液ポンプの使用を禁止している。薬剤の組織傷害性に加え，患者個々の血管の状態やカテーテルの留置状況等に関するEV のリスクアセスメントを確実に行い，適切な投与方法を選択することが大切である。

推奨適応の促進要因と阻害要因

EV 予防のための自然滴下は費用がかからず簡便で「行うこと」の推奨が適用されやすい。一方，滴下速度管理を厳密に行うことを重視した場合，自然滴下を「行わない」という推奨は，輸液ポンプ台数等に限りがある施設ではこの推奨が適用されにくい。

今後の研究課題

がん薬物療法において，輸液ポンプが EV や皮膚障害のリスクを高めるかという CQ に対する明確な回答を得るためには，RCT が必要と考えるが，倫理的観点からヒトを対象に壊死起因性抗がん薬を用いた介入研究は困難である。自然滴下の速度管理の精度に関しては，全て自然滴下で行っている施設での調査や，実験的研究でできる可能性がある。

一般の方に向けた解説（要約）

がん薬物療法では，輸液ポンプと呼ばれる機器で点滴を管理する場合が多くあります。従来，使用されてきた輸液ポンプは，設定した速度で強制的に点滴を血管に注入するタイプのものです。このタイプのポンプでは，点滴の針が血管からはずれても，一定の圧がかかるまでアラームが鳴らず，どんどん薬液を押し込むことがあります。一方で，手の動きなどの影響を受けにくく，一定の速度で点滴を投与できるという利点もあります。がん薬物療法薬の中には，血管外に漏れると，皮膚に潰瘍病変や壊死を起こす薬剤があり，このような薬剤に輸液ポンプを使用すると，症状が強くなることが考えられます。今回，がん薬物療法薬を自然滴下（輸液ポンプを使用せずに点滴ルートのクレンメと呼ばれる速度調整部分を使って調整する方法）で投与することで，このような問題が少なくなるのかを検討しました。輸液ポンプの使用によって，点滴が漏れやすくなる可能性はあるようですが，明らかなことはわかりませんでした。輸液ポンプを使用するか自然滴下にするかは，それぞれの薬剤や血管の状況によって，適切な方法を選択することが大切であると考えました。輸液ポンプの使用にかかわらず，薬液が血管外に漏れることを予防するために，点滴を入れている部位の違和感や

腫れなどに気づいたときは，すぐに医療者に知らせてください。

▶**文献検索**

データベース：MEDLINE，医中誌
検索期間：1995〜2021 年

▶**採用文献**

1）de Lima Jacinto AK, Avelar AF, Pedreira ML. Predisposing Factors for Infiltration in Children Submitted to Peripheral Venous Catheterization. J Infus Nurs. 2011;34(6):391-8.
2）Bebawy JF, Gupta DK, Koht A. Compartment syndrome caused by a properly functioning infusion pump. J Clin Anesth. 2011;23(2):134-6.
3）Mateu-de Antonio J, Acuña-Reina L, Pons JC, et al. Lack of toxicity in a cladribine extravasation. Ann Pharmacother. 1999;33(7-8):873.
4）Conde-Estévez D, Saumell S, Salar A, et al. Successful dexrazoxane treatment of a potentially severe extravasation of concentrated doxorubicin. Anticancer Drugs. 2010;21(8):790-4.
5）Muthuramalingam S, Gale J, Bradbury J. Dexrazoxane efficacy for anthracycline extravasation: use in UK clinical practice. Int J Clin Pract. 2013;67(3):244-9.
6）進来 塁，大山 知樹，森本 萌恵，大矢 孝一郎．（2016）．皮膚全層壊死に至った小児血管外漏出の 3 症例．創傷，7(2)，99-104
7）Abe-Doi M, Murayama R, Yabunaka K, et al. Ultrasonographic assessment of an induration caused by extravasation of a nonvesicant anticancer drug: A case report. Medicine (Baltimore). 2019;98 (14):e15043.

▶**引用文献**

A）Infusion Nurse Society. (2021). infusion therapy standards of practice Gideline.
B）Oncology Nurse Society. (2019). Chemotherapy and Immunotherapy Guideline.

CQ 7

EV リスクを考慮した場合，ホスアプレピタント投与を行うことは推奨されるか

推 奨

がん薬物療法の制吐療法として用いるホスアプレピタントは，投与時に血管痛などの注射部位反応が増加することが報告されているが EV のリスクを高めるというエビデンスはない。ホスアプレピタントの投与はアプレピタントの内服困難症例などに限定し，注射部位反応に注意しながら使用することを弱く推奨する。

推奨の強さと方向	エビデンスの確実性(強さ)	投票結果(合意率)
強さ：弱い 方向：行うこと	C　弱	9/9 名(100%)

作成の経緯

　ガイドライン作成のため，各学会(JSCN，JSMO，JASPO)で「がん薬物療法(支持療法含む)による血管外漏出(予防，鑑別，対処，治療やケア等)に関する疑問」について募集したところ，支持療法薬ではホスアプレピタントの注射部位反応について意見が出た。がん薬物療法(シスプラチン等)投与に伴う消化器症状(悪心，嘔吐)(遅発期を含む)に対して用いられるホスアプレピタント(選択的 NK1 受容体拮抗型制吐薬)は，経口摂取ができない患者，内服アドヒアランスの悪い患者に対して，経口のアプレピタントの代替として使用される場合がある。ホスアプレピタントを使用すると，併用したがん薬物療法薬の種類によっては，EV リスクが増加するという報告があり，併用時にはより注意が必要となる可能性がある。ホスアプレピタント併用時の EV リスクについてのエビデンスを明らかにすることは，より安全な投与への注意喚起になると考える。

推奨決定(合意形成)の経緯

◆ エビデンスの確実性(強さ)

　文献検索で，キーワード「ホスアプレピタント」「血管外漏出」「注射部位反応」などを検索式とした系統的文献検索を行い，PubMed 139 件，医中誌 38 件が抽出された。スクリー

ニングの結果，採用された文献は PubMed 33 件，医中誌 12 件であり，その内訳は RCT 15 件，コホート研究 2 件，後方視的研究 22 件，その他 6 件であった。

「嘔吐の完全制御」に関しては，RCT が 14 件ありメタアナリシスを行ったところ，ホスアプレピタントの有効性が確認され，エビデンスの確実性(強さ)は「強」と考えられる[1-14]。

「ホスアプレピタント投与時の静脈炎・血管痛・注射部位反応」は，19 本の報告ほぼ後方視的研究にとどまるため，エビデンスの確実性(強さ)としては「弱い」とした[15-33]。

「ホスアプレピタントの後に投与されるがん薬物療法薬の漏出」の現象は，いくつかの文献で散見されるが明確に検証されたものではなく間接的な結果にとどまるため，エビデンスの確実性(強さ)は「非常に弱い」とした[15, 18, 22, 23, 29, 32, 34]。

これらを総合的に判断し，エビデンスの確実性(強さ)は「弱い」とした。

◆ 益と害のバランス

害として，がん薬物療法薬の EV が増える可能性は不明ながら，注射部位反応は増加する可能性がある。一方，益として嘔吐の完全制御の有効性が高く，害より益の方が上回るといえる。

◆ 患者の価値観や希望

文献としては見当たらなかったが，悪心に関してはほとんどの人が辛いと感じる症状である。患者インタビューでも，「多少の害は許容できるので，悪心はできるだけ予防したい」「EV の方が頻度は少ないため，起きたときに全力で対応してもらいたい」との意見だった。これらから「重要な不確実性またはばらつきはなし」とした。

◆ コストや資源

アプレピタントとホスアプレピタントの費用対効果の文献があったが，当時の先発品の薬価で計算されたものであった[35]。

その文献では，当時の薬価であるホスアプレピタント 14,545 円，アプレピタント 11,638.2 円で，5,000,000 円/ QALY と仮定すると，アプレピタントの追加は費用効果が高いが，ホスアプレピタントは費用効果がないことが示唆された。考察ではホスアプレピタントの薬価が 25％下がっても費用対効果はなく，それ以上の薬価削減が必要と記載されていた。しかし，2021 年 12 月に後発品が登場し，6,041 円と半額以下になったため，再分析の必要があるものの，費用対効果はおそらく高くなったと考えられる。

◆ 推奨決定の過程

ホスアプレピタントを投与することで，その後のがん薬物療法薬の EV が増えたという直接的な文献はないが，示唆するような文献の扱いや，注射部位反応との関連について議論した。

ホスアプレピタントの投与後の AC レジメンにおいて注射部位反応の発生が多く，その頻度は先行研究より高く，主治医の約半数が，ホスアプレピタントの投与が原因と報告していた[36]。また，2022 年 3 月に承認されたホスネツピタントは，ホスアプレピタントよりも注射部位反応が少ないという最新の情報が紹介された[A]。

　ホスアプレピタントの発売後に，確実に投与ができ簡便であることから全例に投与をすることにした施設では，その後注射部位反応が多く，変更前のアプレピタントの内服に戻したところもあることや，米国食品医薬品局（FDA）のラベルにも注射部位反応やアナフィラキシーについて記載があるため，直接の比較試験がなくても注射部位反応が多いことは伝えるべきだという意見があった。

　ホスアプレピタントの有効性の高さはメタアナリシスで確認されており，異論はなかった。

　以上の議論により，アプレピタントの内服ができない患者など条件を付けて推奨することとなった。

　また，推奨文が長くなったことについて議論したが，条件がわかりやすいということで，変更しないこととなった。

　議論の後，推奨決定の1回目の投票で，「当該介入の条件付きの推奨」9/9名（100％）の結果で，8割以上の合意を得て，「当該介入の条件付きの推奨」で決定した。

解説

　アプレピタントは，制吐薬として有効性が高く，催吐リスクの高いがん薬物療法薬の投与時に標準治療として用いられている。ホスアプレピタントは注射薬であり，確実に投与が可能であり簡便であるため，経口のアプレピタントの代替として使用される場合がある。施設によっては，アプレピタントの処方忘れや服用忘れを防止するために，全面的にホスアプレピタントに切り替えることもある[20, 21]。

　しかし，ホスアプレピタントを使用すると，投与時の血管炎・血管痛・注射部位反応などが増えることが，後方視的な文献19本において報告されている。その後投与したがん薬物療法薬のEVのリスクが増加するかどうか直接検討した結果はなかったが，複数の文献でEVが起こったという有害事象としての記載はあった。EVを増やすというエビデンスはないものの，ホスアプレピタントの静脈炎・血管痛・注射部位反応の増加は血管への刺激・傷害が考えられており，EVを増やす可能性は否定できないと思われる。特にアントラサイクリン系のがん薬物療法薬を併用したときに発生頻度が高いと報告されている[27, 28, 32]。また，基礎的研究では，ホスアプレピタント単独，エピルビシン単独では壊死が起きづらいが，併用されると壊死が増えると報告されている[23]。

　海外も含めて既存のガイドラインでホスアプレピタントの害に関する記載は見当たらないが，今回の検討の結果，アプレピタントの内服ができない患者など対象を限定し，注射部位反応に注意しながら使用することが望ましいと考える。

推奨適応の促進要因と阻害要因

特になし。

今後の研究課題

ホスアプレピタントの後に投与されるがん薬物療法薬の EV は，報告があるが明確に検証されたものではなく間接的な結果である。しかし，がん薬物療法薬の EV を前向きに割り付けることは倫理的な部分に抵触するため検証限界を感じる。そのため，観察研究や基礎的なアプローチ，SR によりエビデンスを蓄積していくことが必要と考える。

一般の方に向けた解説（要約）

ホスアプレピタントという吐き気止めの点滴薬は，がん薬物療法薬の点滴の前に 30 分間点滴することにより，がん薬物療法薬による吐き気や嘔吐を抑えることができる薬です。吐き気は辛いので，できるだけ減らしたいと思いますが，この点滴薬と同じくらい効果のある飲み薬アプレピタントもあります。

ホスアプレピタントは，頻度はあまり高くありませんが，点滴している場所が痛くなることがあるという報告があります。そのため，点滴している場所で痛みや発赤など，気になることがあったら医療者にお知らせください。

▶文献検索

データベース：PubMed，医中誌
検索期間：指定なし

▶採用文献

1) Weinstein C, Jordan K, Green S, et al. Single-dose fosaprepitant for the prevention of chemotherapy-induced nausea and vomiting in patients receiving moderately emetogenic chemotherapy regimens: a subgroup analysis from a randomized clinical trial of response in subjects by cancer type. BMC Cancer. 2020;20(1):918.
2) Zhang Z, Yang Y, Lu P, et al. Fosaprepitant versus aprepitant in the prevention of chemotherapy-induced nausea and vomiting in patients receiving cisplatin-based chemotherapy: a multicenter, randomized, double-blind, double-simulated, positive-controlled phase Ⅲ trial. Ann Transl Med. 2020;8(5):234.
3) Radhakrishnan V, Joshi A, Ramamoorthy J, et al. Intravenous fosaprepitant for the prevention of chemotherapy-induced vomiting in children: A double-blind, placebo-controlled, phase Ⅲ randomized trial. Pediatr Blood Cancer. 2019;66(3):e27551.
4) Weinstein C, Jordan K, Green SA, et al. Evaluation of factors contributing to the response to fosaprepitant in a heterogeneous, moderately emetogenic chemotherapy population: an exploratory analysis of a randomized phase Ⅲ trial. Support Care Cancer. 2018;26(11);3773-80.
5) Yang LQ, Sun XC, Qin SK, et al. Efficacy and safety of fosaprepitant in the prevention of nausea and vomiting following highly emetogenic chemotherapy in Chinese people: A randomized, double-blind, phase Ⅲ study. Eur J Cancer Care(Engl). 2017;26(6): e12668.

6) Navari RM, Nagy CK, Le-Rademacher J, et al. Olanzapine versus fosaprepitant for the prevention of concurrent chemotherapy radiotherapy-induced nausea and vomiting. J Community Support Oncol. 2016;14(4):141-7.

7) Ruhlmann CH, Christensen TB, Dohn LH, et al. Efficacy and safety of fosaprepitant for the prevention of nausea and emesis during 5 weeks of chemoradiotherapy for cervical cancer(the GAND-emesis study): a multinational, randomized, placebo-controlled, double-blind, phase 3 trial. Lancet Oncol. 2016;17(4):509-18.

8) Micha JP, Mark A Rettenmaier MA, Brown 3rd JV, et al. A Randomized Controlled Pilot Study Comparing the Impact of Aprepitant and Fosaprepitant on Chemotherapy Induced Nausea and Vomiting in Patients Treated for Gynecologic Cancer. Int J Gynecol Cancer. 2016;26(2):389-93.

9) Weinstein C, Jordan K, Green SA, et al. Single-dose fosaprepitant for the prevention of chemotherapy-induced nausea and vomiting associated with moderately emetogenic chemotherapy: results of a randomized, double-blind phase III trial. Ann Oncol. 2016;27(1):172-8.

10) Ando Y, Hayashi T, Ito K, et al. Comparison between 5-day aprepitant and single-dose fosaprepitant meglumine for preventing nausea and vomiting induced by cisplatin-based chemotherapy. Support Care Cancer. 2016;24(2):871-8.

11) Maru A, Gangadharan VP, Desai CJ, et al. A phase 3, randomized, double-blind study of single-dose fosaprepitant for prevention of cisplatin-induced nausea and vomiting: results of an Indian population subanalysis. Indian J Cancer. 2013;50(4):285-91.

12) Saito H, Yoshizawa H, Yoshimori K, et al. Efficacy and safety of single-dose fosaprepitant in the prevention of chemotherapy -induced nausea and vomiting in patients receiving high-dose cisplatin: a multicentre, randomized, double-blind, placebo-controlled phase 3 trial. Ann Oncol. 2013;24(4):1067-73.

13) Grunberg S, Chua D, Maru A, et al. Single-dose fosaprepitant for the prevention of chemotherapy-induced nausea and vomiting associated with cisplatin. J Clin Oncol. 2011;29(11):1495-501.

14) Kitayama H, Tsuji Y, Sugiyama J, et al. Efficacy of palonosetron and 1-day dexamethasone in moderately emetogenic chemotherapy compared with fosaprepitant, granisetron, and dexamethasone: a prospective randomized crossover study. International Journal of Clinical Oncology. 2015;20(6):1051-6.

15) 佐々木奈穂ほか. ホスアプレピタントを末梢投与する化学療法における注射部位反応の実態調査と発生要因に関する検討. 日本緩和医療薬学雑誌. 2020；13(4)：111-7.

16) Abe-Doi M, Murayama R, Komiyama C, et al. Incidence, risk factors, and assessment of induration by ultrasonography after chemotherapy administration through a peripheral intravenous catheter（末梢静脈内カテーテルを介した化学療法薬投与後の硬結の発生率，リスク因子，超音波検査による評価）. Jpn J Nurs Sci. 2020;17(3):e12329.

17) 渡邊桂子ほか. 乳がん FEC100 療法におけるホスアプレピタント注とアプレピタントカプセルの有効性と安全性の比較. 医薬品相互作用研究. 2015；39(1)：29-35.

18) 樗松尚子ほか. ホスアプレピタントにおける注射部位障害の実態調査. 新潟県立病院医学会誌. 2014；62：30-5.

19) 阿部利子ほか. アントラサイクリンとホスアプレピタントメグルミン（プロイメンド）併用による投与静脈炎，静脈痛についての検討. がん看護. 2014；19(1)：83-6.

20) 今津邦智ほか. (2013). ホスアプレピタント使用時のアンスラサイクリン系抗がん剤による注射部位反応発現状況の調査. 日本病院薬剤師会雑誌. 2013；49(11)：1187-91.

21) 宮崎健介ほか. Fosaprepitant の末梢静脈投与における注射部位反応に関する検討. 癌の臨床. 2013；59(4)：455-8.

22) Candelario N, Roy Lu ML. Fosaprepitant dimeglumine for the management of chemotherapy-induced nausea and vomiting: patient selection and perspectives. Cancer Manag Res. 2016;8:77-82.

23) Yamasaki M, Kimura R, Mayahara S, et al. Study on the infusion-site adverse events and vascular distribution of epirubicin in chemotherapy with epirubicin and fosaprepitant. Mol Clin Oncol. 2019;11(1);43-9.

24) Boccia R, Geller RB, Clendeninn N, et al. Hypersensitivity and infusion-site adverse events with intravenous fosaprepitant after anthracycline-containing chemotherapy: a retrospective study. Future Oncol. 2019;15(3):297-303.

25) Chau E, Lundberg J, Phillips G, et al. Updated report on incidence of infusion-site reactions associated with peripheral intravenous administration of fosaprepitant. J Oncol Pharm Pract. 2019;25(5):1053-7.

IV

推奨

26）Gonçalves SC, Sanches SM, Bueno CT, et al. Incidence of Infusion Site Reactions in Peripheral Fosaprepitant Infusions.J Infus Nurs. 2017;40(6):380-3.

27）Tsuda T, Kyomori C, Mizukami T, et al. Infusion site adverse events in breast cancer patients receiving highly emetic chemotherapy with prophylactic anti-emetic treatment with aprepitant and fosaprepitant: A retrospective comparison. Mol Clin Oncol. 2016;4(4):603-6.

28）Fujii T, Nishimura N, Urayama KY, et al. Differential impact of fosaprepitant on infusion site adverse events between cisplatin- and anthracycline-based chemotherapy regimens. Anticancer Res. 2015;35(1):379-83.

29）Hegerova LT, Leal AD, Grendahl DC, et al. An analysis of fosaprepitant-induced venous toxicity in patients receiving highly emetogenic chemotherapy. Support Care Cancer. 2015;23(1):55-9.

30）Sato Y, Kondo M, Inagaki A, et al. Highly frequent and enhanced injection site reaction induced by peripheral venous injection of fosaprepitant in anthracycline-treated patients. J Cancer. 2014;5(5):390-7.

31）Lundberg JD, Crawford BS, Phillips G, et al. Incidence of infusion-site reactions associated with peripheral intravenous administration of fosaprepitant. Support Care Cancer. 2014;22(6):1461-6.

32）Leal AD, Kadakia KC, Looker S, et al. Fosaprepitant-induced phlebitis: a focus on patients receiving doxorubicin/cyclophosphamide therapy. Support Care Cancer. 2014;22(5):1313-7.

33）石濱洋美ほか．ホスアプレピタントの血管障害に対する pH 調整の検討．Progress in Medicine．2018；38(12)：1363-8.

34）Segna AN, Baron RH, Cohen B. Infusion Site Reactions: Classification in the Setting of Fosaprepitant Administration With Chemotherapy. Clin J Oncol Nurs. 2020;24(6):E79-84.

35）Kashiwa M, Matsushita R. Comparative Cost-utility Analysis Between Aprepitant- and Fosaprepitant-containing Regimens To Prevent Chemotherapy-induced Nausea and Vomiting in Patients Receiving Highly Emetogenic Chemotherapy in Japan. Clinical Therapeutics. 2019;41(5):929-42.

36）Matsumoto K, Takahashi M, Sato K, et al. A double-blind, randomized, multicenter phase 3 study of palonosetron vs granisetron combined with dexamethasone and fosaprepitant to prevent chemotherapy-induced nausea and vomiting in patients with breast cancer receiving anthracycline and cyclophosphamide. Cancer Med. 2020;9(10):3319-27.

▶引用文献

A）Hata A, Okamoto I, Inui N, et al. Randomized, Double-Blind, Phase III Study of Fosnetupitant Versus Fosaprepitant for Prevention of Highly Emetogenic Chemotherapy-Induced Nausea and Vomiting: CONSOLE. J Clin Oncol. 2022;40(2):180-8.

CQ 8

EV の早期発見のために逆血確認を行うことは推奨されるか

推 奨

EV の早期発見のために逆血確認を行うことを弱く推奨する。

推奨の強さと方向	エビデンスの確実性(強さ)	投票結果(合意率)
強さ：弱い 方向：行うこと	D　非常に弱い	9/9 名(100%)

作成の経緯

　EV が疑われたときに，デバイス(留置針)が血管内に挿入されているか，あるいは留置針の閉塞がないかを確認することの一つに逆血確認がある。逆血確認は，患者の体よりも点滴ボトルを低くして，高低差で輸液ルート内に血液の逆流があるかを見る。EV の早期発見の徴候として圧迫感や痛みなどの自覚症状に加えて，腫脹や発赤，輸液の滴下停止とともに逆血の有無といった客観的情報は評価指標となり，日常的に実施されている。

　輸液ルート内に血液の逆流が確認できないことは，EV の可能性を示す徴候であるという報告がある一方で，血液の逆流を確認したとしても EV が発生していたという報告もあることから，EV の早期発見のために逆血確認を行うか否かは重要な臨床課題である。また，逆血の確認は輸液管理において日常的に行っている行為であり，がん薬物療法薬投与時においては全例で逆血の確認を行う必要があるかを検討することとした。

推奨決定(合意形成)の経緯

◆ エビデンスの確実性(強さ)

　文献検索で，キーワード「抗がん剤」「静脈投与」「点滴静脈注射」「逆血」「血液逆流」を検索式とした系統的文献検索を行い，PubMed 142 件，医中誌 30 件の計 172 件の文献が抽出された。

　スクリーニングの結果，SR の対象となった文献は 3 件であった。3 件の文献はいずれも観察研究の症例報告およびエキスパートオピニオンであった。

　本 CQ のアウトカムは，益のアウトカム「EV の早期発見」「デバイス(留置針)の位置，破損を発見」「確実に血管内に入っていることが確認できる」「薬剤投与を止めることができる」「皮膚障害(発赤・腫脹)の発生減少」の 5 つであった。「EV の早期発見」「デバイス(留置針)の位置，破損を発見」「確実に血管内に入っていることが確認できる」「薬剤投与を止めることができる」のアウトカムについては，逆血の確認は留置針の位置確認や閉塞の有無を確認する効果はあるが，他の対応と併用で行われており，逆血確認の直接性評価ではなかった。また，もう一つの「皮膚障害(発赤・腫脹)の発生減少」については，該当する文献はなかった。

　結論として，逆血確認は留置針の位置確認や閉塞の有無，確実に血管内に入っていることが確認できる効果があり，望ましくない効果の報告もないことから有効であると判断した。しかし逆血のタイミング，方法について明らかでなく，逆血確認に焦点化した報告がないことから，エビデンスの確実性(強さ)は「非常に弱い」とした。

◆ 益と害のバランス

　益は，EV の要因となっている留置針の確実な血管内への留置，閉塞の有無の確認，EV を早期に発見することである。害は，逆血確認の手技は侵襲性の低い行為のため，望ましくない効果の報告もないことから，逆血確認は益が害を上回ると判断した。

◆ 患者の価値観や希望

　患者の価値観や希望を示す文献は見当たらなかった。患者インタビューでは，逆血確認による負担や嫌悪感はなく，「逆に逆血があると言ってもらった方が，安心感がある」と答えているが，心情的な受け止めのため個人差があると考える。これらのことから，患者の価値や希望はばらつきの可能性があると判断した。

◆ コストや資源

　逆血確認に特化した必要物品などはないため，介入または比較対象で差はない。また，逆血の技術はがん薬物療法薬のみで行われているものではなく，輸液管理として広く浸透しているため，特別な訓練などの必要はない。

◆ 推奨決定の過程

　EV の早期発見のために逆血確認が有効か否か，全例に行う必要性について議論した。今回の採用文献は 3 件のみで，症例報告およびエキスパートオピニオンであった。症例報告数は少ないものの文献から EV の要因となっている留置針の確実な血管内への留置，閉塞の有無の確認によって EV を早期に発見できることは示されていた。逆血確認によって不利益があるとの報告もなかったことから，わずかではあるが望ましい効果はあると判断した。

　当初，CQ を「EV の早期発見のための逆血確認を，全例に行うことを推奨するか」としていたが，「全例」が必要あるいは当てはまるかについて議論した。逆血の確認はがん薬物療法薬以外でも日常的に行われている看護技術であり，多くの施設では輸液を受ける患者全例で行っている。また逆血確認は漏出時の対応ではなく予防的行為であるため「全例に行う」としていたが，今回の採用文献は，1 例ずつの症例報告であり，がん薬物療法薬の静脈投与

で逆血確認をした症例数はわずかであったため，「全例に行う」ということの評価には至らないのではないかという結論になった。このため，審議した結果，CQ の文章および推奨文から「全例に」を削除することに決定した。

1 回目の投票で「介入の条件付き推奨」に 9/9 名(100％)が投票し，これで決定とした。

解説

がん薬物療法薬の EV 早期発見のために，留置針刺入部の皮膚の観察，患者の自覚症状とともに点滴の滴下停止や逆血確認が行われている。中でも逆血確認は客観的な評価指標となるため，日常的に行われている。また，ONS，ESMO-EONS，NHS などの主要な海外ガイドラインやコアカリキュラムでは，EV が疑われた場合に実施すると言及されている。

EV 早期発見のための逆血確認の有効性について 3 件の症例報告があり，逆血確認は留置針の位置確認や閉塞の有無，確実に血管内に入っていることを確認できることが示唆された。

また，逆血確認の手技は，侵襲性が低く，費用もかからない行為で，望ましくない効果の報告もない。一方，逆血の手技やタイミングなどは明らかにされておらず，逆血確認単独で有効性を示す証拠は乏しいため，留置針刺入部の観察や患者の自覚症状の確認などと併用することが望ましい。

推奨適応の促進要因と阻害要因

輸液中の逆血確認はがん薬物療法薬に限らず日常的に実施している行為であり，行為を行う医療者の人的要因や患者の状況など促進あるいは阻害する要因は特にない。

今後の研究課題

国内外の主要なガイドラインやコアカリキュラムでは，EV が疑われた場合に実施すべき行為(技術)として明記されていることが少なくない。しかし，ガイドラインやコアカリキュラムなどからその根拠となる文献を検索したが証明する文献はみつからなかった。逆血確認は，古くから基本的な看護技術として実施されてきた経緯があると考える。今後はがん薬物療法薬投与中に逆血を確認することが EV の早期発見に効果があるのか，またどのタイミングで，どのような手技で行うのが良いのかなどの検証が必要と考える。

一般の方に向けた解説(要約)

がん薬物療法薬を静脈注射・点滴しているときに，点滴用の針が正しく血管内に入ってい

るか否かを確認するために，点滴セットのチューブ内に逆血（血液の逆流）があるか否かを確認しています。点滴の針が血管に入っておらず，がん薬物療法薬が血管外に漏れると，痛みや発赤，腫れ（腫脹）が出現するだけでなく，薬の種類や漏れた量によっては潰瘍ができる場合があります。

　がん薬物療法薬が血管の外に漏れたことを確認するには逆血の確認だけでは不十分ですが，血管に針が入っているか，針が閉じてふさがっていないかを確認することはできます。また，患者さんの中には「逆血の確認をしてもらうことで安心感につながった」といった効果を感じられている人もいます。がん薬物療法薬の点滴滴下が止まったり，痛みを感じたり，腫れてきたときなどは，医療者にお知らせください。

▶文献検索

データベース：PubMed，医中誌
検索期間：1995〜2021 年

▶採用文献

1) Murayama R, Oya M, Abe-Doi M, et al. Characteristics of subcutaneous tissues at the site of insertion of peripheral infusion in patients undergoing paclitaxel and carboplatin chemotherapy. Drug Discov Ther. 2019;13(5):288-93.
2) 西森 久和，高下 典子，西本 仁美ほか．大腸がん患者における埋め込み式中心静脈カテーテル閉塞のリスク因子解析．Palliative Care Research．2013；8(1)：135-41.
3) Hadaway LC. Preventing and managing peripheral extravasation. Nursing. 2004;34(5):66-7.

CQ 9

皮膚障害の悪化予防としてEVが起こったときに残留薬液または血液の吸引は推奨されるか

推 奨

推奨なし

推奨の強さと方向	エビデンスの確実性（強さ）	投票結果（合意率）
なし	D　非常に弱い	投票は行わなかった

作成の経緯

　EVが起ったときには薬剤の投与を直ちに中止し，留置針を抜く前に残留薬液または血液を数mL吸引し，チューブ内や針，周囲の皮下組織に残存する薬剤をできる限り回収するという処置を行うことが多い。

　EV時の残留薬液または血液の吸引は，留置針内や漏出部の皮下組織に残存している薬剤を除去することで皮膚症状の悪化を防止する目的で行われているが，その効果については不明である。実際に吸引を行っても残留薬液または血液を吸引できることはまれであり，この行為の有用性を検討する必要があると判断した。

推奨決定（合意形成）の経緯

◆ エビデンスの確実性（強さ）

　文献検索で，キーワード「血管外漏出」「事故」「静脈内投与」「抗がん薬」「細胞毒性」「薬液吸引」「点滴管理」「がん患者」を検索式とした系統的文献検索を行い，PubMed 11件，医中誌54件の計65件の文献が抽出された。この文献に加え，SRメンバーによるハンドサーチで8文献を追加し，スクリーニングの結果，計73件中4件がSRの対象となった。いずれも1例のみの症例報告で，残留薬液または血液の吸引処置だけでなく，ステロイド局所注射またはステロイド軟膏外用薬塗布，局所消炎剤の塗布，冷罨法，漏出部の切開および洗浄などの処置を併用していた。

　本CQのアウトカムは，益のアウトカム「皮膚障害（発赤・腫脹）の範囲が減少」「皮膚疼

痛の減少」「潰瘍形成発生が減少」「症状回復までの期間の短縮」の4つ，害のアウトカム「処置に伴う血管の損傷」の1つとした。益のアウトカム4つについては1例のみの報告でありバイアスリスクは高いと評価した。また，症状減少や血管損傷の評価指標が統一されていないため有効性の評価はできなかった。害のアウトカムである「処置に伴う血管の損傷」については該当する文献はなかった。以上のことからエビデンスの確実性（強さ）は「非常に弱い」とした。

◆ 益と害のバランス

害のアウトカムである「処置に伴う血管の損傷」の報告がないためバランスの判断ができない。益のアウトカムについては，残留薬液または血液の吸引処置単独ではなく，ステロイド局所注射およびステロイド軟膏外用薬塗布，局所消炎剤の塗布，冷罨法，漏出部の切開および洗浄などの処置を併用しており，評価が難しい。

◆ 患者の価値観や希望

患者の価値観や希望を示す文献は見当たらなかった。患者とのインタビューでは「漏れていると痛みがあるからとりあえず早く留置針を抜去して欲しい」「血管の外の組織の部分に出ちゃったものって，別に引いたところでもう浸潤してしまっているから，回収できるものでもないし，だったら，さっさととりあえず抜いてもらって，処置をしてほしい」との回答だった。漏出の程度や患者の理解度などによっても，吸引の行為に対する価値観や希望には重要な不確実性またはばらつきの可能性があると考えた。

◆ コストや資源

吸引を行う場合に使用する2.5～5 mLのシリンジは1本100円未満であり，その他の資源は不要である。吸引しながら抜針するという行為はがん薬物療法薬のみならず，他の輸液漏出時にも（必須ではないものの）実施しており，特別な訓練などの必要はない。

◆ 推奨決定の過程

皮膚障害悪化の予防として，留置針を抜去せずに針から残留薬液または血液を数 mL 吸引することの直接性評価，吸引を行うタイミングを中心に議論した。SRの結果，採用文献は4件で，いずれも1例のみの症例報告であった。これらの文献では，吸引の方法やタイミングなどが不明であること，残留薬液または血液の吸引処置だけでなく，ステロイド局所注射あるいはステロイド軟膏外用薬塗布，局所消炎剤の塗布，冷罨法，漏出部の切開および洗浄などの処置を併用していたことから，吸引行為単独での評価は難しいという判断に至った。また，海外の主要なガイドラインやコアカリキュラムではEVが疑われた場合に実施する対応であると記載されているものの，根拠となる文献はみつからなかった。さらに実際の場面においても，吸引をしながら留置針を抜去する行為は行っているが，残留薬液または血液を吸引できることはまれであるといった情報もあった。

推奨決定会議において，エビデンスの確実性（強さ）は「非常に弱い」と判断されたが，推奨決定のための根拠となる文献が乏しく，投票は行わず「推奨なし」とすることに9名全員の合意を得て決定した。

解説

　EV 時に皮膚障害の悪化予防対応として，原因薬剤の投与を直ちに中止し，留置針を抜去せず，針から残留薬液または血液を数 mL（2〜5 mL）吸引して，漏出部の組織に残存している薬液をできるだけ吸引することが多い。また，ONS，ESMO-EONS，NHS などの主要な海外ガイドラインやコアカリキュラムでは，EV が疑われた場合に実施すると言及されている。

　EV 時の皮膚障害悪化予防のための残留薬液または血液の吸引の有効性について 4 件の症例報告があり，EV 時に吸引を行った場合，デブリードメントなどの外科的処置を実施するに至らなかったという報告があった。しかし，ステロイド局所注射あるいはステロイド軟膏外用薬塗布，局所消炎剤の塗布，冷罨法，漏出部の切開および洗浄などの処置を併用していたことから，残留薬液または血液の吸引処置単独での有効性を示す根拠がみつからなかった。

推奨適応の促進要因と阻害要因

　特になし。

今後の研究課題

　今後は EV 発生時に残留薬または血液を吸引することによる皮膚障害の発症・悪化予防の効果を検証する必要がある。

一般の方に向けた解説（要約）

　がん薬物療法薬が血管外に漏れた場合には，周辺皮膚の障害（炎症，潰瘍）が悪化しないようにするための対応として，まずは原因となっている薬剤の投与を中止します。その後，周りの皮膚にできるだけ薬液が漏れないように，軽く吸引しながら針を抜くという処置を行います。今回，注射針を抜き取る際の吸引が，皮膚の障害を悪化しない効果があるかを調べたのですが，現時点では評価できる研究結果はみつかりませんでした。しかし，吸引によって皮膚障害が悪化するなどの報告もないことから，がん薬物療法薬が漏れたときに，皮膚障害を最小限にするためにクーリング（冷罨法）やステロイド軟膏外用薬の塗布などと一緒に行う場合があります。

▶文献検索

データベース：PubMed，医中誌
検索期間：1995〜2021 年

▶採用文献

1) 近藤 佐知子，松崎 大幸，長谷川智彦ほか．遅発性に水疱を呈した 5-FU 血管外漏出の 1 例．逓信医学．2018；70(1)：20-3.

2) Schulmeister L. Managing vesicant extravasations. Oncologist. 2008;13(3):284-8.

3) Camp-Sorrell D. Developing extravasation protocols and monitoring outcomes. J Intraven Nurs. 1998;21(4):232-9.

4) Vandeweyer E, Deraemaecker R. Early surgical suction and washout for treatment of cytotoxic drug extravasations. Acta Chir Belg. 2000;100(1):37-8.

CQ 10a

EV による皮膚障害・炎症の悪化・進行を防ぐために局所療法
として冷罨法（冷却）は推奨されるか

推奨

EV による皮膚障害・炎症の悪化・進行を防ぐために局所療法として冷罨法
（冷却）をすることを弱く推奨する。

推奨の強さと方向	エビデンスの確実性（強さ）	投票結果（合意率）
強さ：弱い 方向：行うこと	D　非常に弱い	9/9 名（100％）

作成の経緯

　EV が起こった場合の対応として，漏出部位の急性炎症反応の抑制，漏出部位の血管収縮
によって漏出した薬剤を局在化して症状の悪化や進行を抑える，といった目的で冷罨法を
行っている。冷罨法は，漏出した薬剤に対する解毒作用があるわけではないが，症状の悪
化・進行を防ぐ効果があると考えられており，がん薬物療法薬に限らず輸液療法や静脈注射
に対して日常的に実施している対応である。また，EV が起こった場合に，冷罨法を用いる
ことで痛みの軽減や心地よさ，ケアをしてもらっているという安心感や満足感が得られると
いう面からも優先される対応である。ただし，冷罨法の施行時期や期間，温度については定
まっておらず，冷罨法単独での症状緩和や症状の進行・悪化の抑制に有効であるかは不確か
である。以上のことから，本 CQ では，がん薬物療法薬の EV に対して漏出部への冷罨法は
有効な対応であるのかについて検討することとした。

推奨決定（合意形成）の経緯

◆ エビデンスの確実性（強さ）

　文献検索で，キーワード「抗腫瘍薬」「血管外漏出」「漏出」「冷却法」「寒冷療法」「アイ
スパック」「温罨法」「ビノレルビン」「抗がん抗生物質」を検索式とした系統的文献検索を
行い，PubMed 272 件，医中誌 118 件の計 390 件が抽出された。スクリーニングの結果，5
件が SR の対象となった。5 件中 4 件が 1 例のみの症例報告であり，残りの 1 件が症例対照

研究であった。

　本 CQ のアウトカムは，益のアウトカムとして「漏出部位の炎症(皮膚炎・血管炎)の減少」「漏出部位の疼痛・灼熱感の減少」「症状回復までの日数」の 3 つ，害のアウトカムとして「低温・高温による皮膚障害(熱傷)の発生」「炎症反応の増悪(悪化)」2 つとした。益のアウトカムについては 1 件の症例対照研究と 4 件の症例報告で，疼痛の軽減や炎症の減少がみられたが，全ての文献でデクスラゾキサンやステロイド軟膏外用薬の塗布，DMSO などを併用しており，冷罨法の直接性評価ではなかった。また，害のアウトカムについては炎症反応が一旦減少した後に再燃した事例が 1 件(症例報告)報告されていたが，この文献でも冷罨法以外の処置が併用されており，冷罨法の温度や期間などの記載がなく実施内容が不明であったため，冷罨法の直接性評価にはならなかった。「低温・高温による皮膚障害(熱傷)の発生」に該当する文献はなかった。

　結論として，冷罨法単独による介入の有用性を証明するだけの根拠は乏しいと判断し，エビデンスの確実性(強さ)は「非常に弱い」とした。

◆ 益と害のバランス

　SR では，益と害のバランスについて評価できなかった。推奨決定会議では，冷罨法はデクスラゾキサンやステロイド剤の塗布，DMSO などとの併用で，疼痛の軽減や炎症の減少といった効果があり，直接性評価は不十分であるものの，冷罨法による侵襲性は低く，益が害を上回るという意見で合意した。

◆ 患者の価値観や希望

　患者の価値観や希望を示す文献は見当たらなかった。患者インタビューでは，「アイシングはしてもらったのは良かった」「冷えるので痛みがやわらぐし，気持ち良かった」「たとえ処置自体効果なかったんですよって言われても，冷やしてもらった方が良かった」「温める，冷やすに対しての効果がそんなにないとか，不確かだとしても，処置してもらっているというので安心感というので気持ちの面でのケアにもなると思う」という発言があった。他方で，冷罨法の方法が統一されていない現状があり，「快感な人もいれば，不快に感じている人もいる」との発言もあった。

　静脈内点滴注射の治療を受けている患者で，EV があり，冷罨法を実施した人を対象とした調査報告A)がある。この文献では，冷罨法の施行前に比べ施行後では疼痛，発赤，熱感が軽減し，患者からは「気持ちが良い」との発言があったと報告されており，EV 時の冷罨法は痛みの軽減や心地良さなどの面から必要なケアであると評価されていた。

　これらのことから冷罨法による直接的な効果だけでなく，ケアとしての必要性を感じていることがわかったが，心情的な受け止めのため個人差があると考える。そのため，患者の価値や希望はばらつきの可能性があると判断した。

◆ コストや資源

　冷罨法に用いる市販のゲルパックは 2,000 円程度で，繰り返し使用が可能である。また，冷罨法はがん薬物療法薬に限らず，輸液療法や静脈注射での EV 時にも日常的に行っている

行為であり，医療者の時間的・技術的負担は最小限である。このことから，どの施設においても実行が容易であると考える。

◆ 推奨決定の過程

　がん薬物療法薬の EV による皮膚障害・炎症の悪化・進行を防ぐために局所療法として冷罨法あるいは温罨法は推奨されるかについて議論を始めた。文献検索を行い SR の対象となった文献は 5 件で，いずれも冷罨法に関してのみの文献（1 例ずつの症例報告のみ）であった。温罨法についての文献はなく，その後ハンドサーチしたが動物実験のみの報告であった。これらのことから推奨決定会議で CQ10 は冷罨法と温罨法の 2 つに分けて審議することとなった。

　本 CQ では，冷罨法の推奨について検討していくこととなった。採用文献 5 件中 4 件が症例報告で，全例に冷罨法とデクスラゾキサンやステロイド軟膏外用薬の塗布，DMSO などが併用されていたが，漏出部位の炎症の減少，疼痛・灼熱感の減少，症状回復までの日数短縮の有効性は示されていた。炎症反応が一旦減少した後に再燃した事例が 1 件（症例報告）報告されていたが，ここでも他の処置が併用されていた。「低温・高温による皮膚障害（熱傷）の発生」に該当する文献はなかった。患者インタビューでは，冷罨法に対してケアとしての効果を自覚しており，抗炎症などの直接的な効果だけでなく，ケアを受けることによる心地良さや安心感を得るなどの効果が期待できる行為であるとの評価であった。

　以上のことから，冷罨法単独での効果についての評価は不十分であるものの，EV 時の冷罨法による侵襲性は低いことから，益が害を上回ると判断した。

　1 回目の投票で「介入の条件付き推奨」に 9/9 名（100%）が投票し，これで決定とした。

解説

　EV が生じた場合，皮膚障害・炎症の悪化・進行を防ぐためにデクスラゾキサンやステロイド剤の皮下注射・軟膏塗布などと併用して冷罨法を行っている。冷罨法は，注射薬投与時の EV に対して痛みや炎症を抑える目的で日常的に行っている対応である。看護職員を対象とした「日常業務で行われている看護技術の実態調査報告」[B]では，点滴漏れが生じたときのケアとして冷罨法およびリバーノール湿布（現在では使用されていない）を実施している看護師は 56% であり，日常的に実施している看護行為の一つであると報告されている。また，ONS，ESMO-EONS などの海外の主要なガイドラインでは，がん薬物療法薬 EV 時の対応策として局所冷罨法を実施することが言及されている。

　がん薬物療法薬の EV に対して皮膚障害・炎症の悪化・進行を防ぐ効果を示す文献は，いずれも冷罨法単独ではなく，解毒剤や消炎剤などとの併用で評価されているものであった。他の対応と併用した場合に漏出部位の炎症の減少，疼痛・灼熱感の減少，症状回復までの日数短縮効果は示されていたが，炎症反応が一旦減少した後に再燃した 1 例の症例報告もあった。しかし，冷罨法の施行時期や期間，温度などが明らかにされておらず，冷罨法単独で有

効性を示す根拠は乏しいため，解毒剤や消炎剤などと併用することが望ましい。

なお，2つの動物実験での研究報告[C, D]ではあるが，薬液血管内投与に伴う冷罨法は実施のタイミング，温度，貼用時間によって炎症抑制効果に差があり，EV 発症直後から開始し，18〜20℃で 30 分間の持続的な貼用でより強い効果が出るといった報告もあるため，今後ヒトを対象とした研究結果が出ることを期待する。

推奨適応の促進要因と阻害要因

冷罨法は市販のゲルパック（約 2,000 円）があり，使用方法も簡便である。また，医療者は日常的に行っている行為であり，実行を妨げる要因はない。しかし，冷罨法の施行時期や期間，温度の違いによっては，実施することで患者が不快と感じ，負担になる場合もある。

今後の研究課題

動物実験でのデータはあるものの，ヒトを対象としたがん薬物療法薬の漏出部位への冷罨法単独による介入の有用性を検証した研究等はなく，症例報告もないため，有用性は現時点では確立していない。実施された冷罨法の詳細が不明であることから，今後は冷罨法が EVによる皮膚障害の悪化を防ぐ効果があるのか，また冷却の温度や時間等に関する検証が必要と考える。

オキサリプラチンの EV 時に冷罨法を行うと寒冷刺激による末梢感覚神経障害を悪化させる危険があることが推測されている。オキサリプラチンの EV 時に冷罨法を使用した症例報告[E, F]があるが，冷罨法の温度や使用時間などの具体的な記載はなく，末梢感覚神経障害の発症の有無についての記載もなかった。このことから，現時点で理論的にはオキサリプラチン EV 時に冷罨法を使用することを推奨することはできないが，実際に検証していく必要があると考える。

一般の方に向けた解説（要約）

がん薬物療法薬の投与中に，血管の外に薬液が漏出してしまった場合，漏れた部分の皮膚障害（炎症，潰瘍）が悪化しないように，クーリング（冷罨法）を行います。クーリングには漏れたがん薬物療法薬を解毒する効果はありませんが，冷やすことによって痛みや炎症をやわらげてくれる効果があると報告されています。また，冷やすことで気持ち良さを感じたり，医療者からケアを受けている安心感を得られるなどの効果も報告されています。クーリングだけで，がん薬物療法薬の EV による皮膚障害が軽減するといった報告はありませんが，抗炎症剤や解毒剤などとともに行うことで効果があることがわかっています。

▶文献検索

データベース：PubMed，医中誌，
検索期間：1995〜2021 年

▶採用文献

1) Chang A. A case of mitoxantrone extravasation. J Oncol Pharm Pract. 2020;26(5):1270-3.
2) Okuda H, Masatsugu A, Sijimaya T, et al. Skin Necrosis Due to the Extravasation of Irritant Anticancer Agents. Intern Med. 2018;57(5):757-60.
3) Berghammer P, Pöhnl R, Baur M, et al. Docetaxel extravasation. Support Care Cancer. 2001;9(2):131-4.
4) Mitsuma A, Sawaki M, Shibata T, et al. Extravasation of pegylated-liposomal doxorubicin: favorable outcome after immediate subcutaneous administration of corticosteroids. Nagoya J Med Sci. 2012;74 (1-2):189-92.
5) Bertelli G, Gozza A, Forno GB, et al. Topical dimethylsulfoxide for the prevention of soft tissue injury after extravasation of vesicant cytotoxic drugs: a prospective clinical study. J Clin Oncol. 1995;13 (11):2851-5.

▶引用文献

A) 葛西英子，荒井悦子，及川正広ほか．点滴漏れ時の院内ケアマニュアルの使用経験．日本看護技術学会誌．2014；13(3)：230-6.
B) 菱沼典子，大久保暢子，川島みどり．日常業務で行われている看護技術の実態−第2報 医療技術と重なる援助技術．日本看護技術学会誌．2002；1(1)：56-60.
C) 大﨑真，武田敏明．薬剤の血管内投与に伴う静脈炎に対する冷罨法の効果的な貼付時間に関する基礎研究．日本看護技術学会誌．2017；15(3)：281-6.
D) 三浦奈都子，石田陽子，武田敏明．薬剤漏出に対する罨法の効果についての実験的研究．日本看護技術学会誌．2003；23(3)：48-56.
E) Foo KF, Michael M, Toner G, et al. A case report of oxaliplatin extravasation. Ann Oncol. 2003;14 (6):961-2.
F) de Lemos ML, Walisser S. Management of extravasation of oxaliplatin. J Oncol Pharm Practis. 2005;11 (4):159-62.

IV

推奨

CQ 10b

EV による皮膚障害・炎症の悪化・進行を防ぐために局所療法として温罨法(加温)は推奨されるか

推 奨

EV による皮膚障害・炎症の悪化・進行を防ぐために局所療法として温罨法(加温)をしないことを弱く推奨する。

推奨の強さと方向	エビデンスの確実性(強さ)	投票結果(合意率)
強さ:弱い 方向:行わないこと	D　非常に弱い	1 回目 6/9 名(66%) 2 回目 9/9 名(100%)

■ 作成の経緯

　EV 時の対応として,温罨法を行う場合がある。温熱刺激は血管・循環器系,筋肉・神経系に作用して,局所や身体を加温・保温し,血管拡張や血流増加,代謝亢進などを促す効果がある。薬液漏出部への温罨法は,漏出した薬剤に対する解毒作用があるわけではないが,漏出部位の薬剤の吸収を促す,循環の促進,痛みの軽減,症状の悪化や進行を抑えるといった目的でがん薬物療法薬に限らず,輸液療法や静脈注射に対して実施している対応である。

　EV 時に温罨法を用いることで痛みの軽減や心地良さ,ケアをしてもらっているという安心感や満足感が得られるという面からも優先される対応であると考えるが,温罨法の施行時期や期間,温度などの詳細は不明で,温罨法単独での症状緩和や症状の進行・悪化抑制に有効であるかは不確かである。

　以上のことから,がん薬物療法薬の EV に対して,漏出部への温罨法は有効であるかを検討することとした。

■ 推奨決定(合意形成)の経緯

◆ エビデンスの確実性(強さ)

　文献検索で,キーワード「抗腫瘍薬」「血管外漏出」「漏出」「冷却法」「寒冷療法」「アイスパック」「温罨法」「ビノレルビン」「抗がん抗生物質」を検索式とした系統的文献検索を行い,PubMed 272 件,医中誌 118 件の計 390 件が抽出された。本 CQ のアウトカムは益の

アウトカムとして「漏出部位の炎症(皮膚炎・血管炎)の減少」「漏出部位の疼痛・灼熱感の減少」「症状回復までの日数」の3つ，害のアウトカムとして「低温・高温による皮膚障害(熱傷)の発生」「炎症反応の増悪(悪化)」の2つとした。しかし，スクリーニングの結果，温罨法についての文献はなかったため，エビデンスの確実性(強さ)は判断できなかった。追加のハンドサーチで，EV時に温罨法を行い，その効果を報告している文献4件がみつかった。このうち3件は動物実験であった。

　ヒトでの研究論文は1件で，左前胸部に入っているポートからビノレルビンが漏出した患者に，ヒアルロニターゼ900 IUの皮下注射と温罨法を実施し，経口抗菌薬(アモキシシリン-クラブラン酸)625 mgを1日3回7日間服用した結果，4カ月後には大きな紅斑性病変が瘢痕化していたという報告であった[A]。

　マウスでの実験報告は3件で，1つ目はビンデシン，ビンブラスチン，ビンクリスチンをマウスの皮下に投与して潰瘍形成が起ったことを確認したあと，その潰瘍に対してヒアルロニダーゼ皮下注射，生理食塩液，カルシウムロイコボリン，温罨法(43～45℃)を行い，潰瘍が悪化しなかったという報告であった[B]。

　2つ目は，ビンクリスチンをマウス18匹の皮下に投与し，温罨法(40～43℃)を行った6匹と冷罨法(17～20℃)を行った6匹，罨法は行わなかった6匹(対照群)に分けて発赤や腫脹などの観察を行ったものであった。結果は，冷罨法群と対照群では7日経過しても肉眼的変化はなかったが，温罨法群では3日目以降薬液漏出部に発赤や痂皮形成が認められ，7日目には，温罨法群全てのマウスに潰瘍形成を認めたという結果であった[C]。

　3つ目は，がん薬物療法薬ではないが起炎症性薬剤のジアゼパム注射液をマウスの皮下に投与し，直後から冷罨法(21±1℃，30分間)群，温罨法(41±1℃，30分間)群，無処置群に分けて漏出部の皮膚変化を観察したもので，肉眼的所見は3群に差がなかった。皮筋内への炎症性細胞の浸潤は4時間後までは3群に差はなかったが，冷罨法群のみ8時間後に顕著な軽減がみられた。温罨法群では，皮筋内および皮下組織への炎症性細胞の浸潤が4時間後頃から始まり8時間後には顕著になったとの結果であった。炎症性細胞の浸潤は，血管透過性の亢進による浸出液の細胞間貯留のあとに起こり，過剰な浸潤は局所組織を破壊することになる。EV時のケアとしての温罨法は炎症症状を悪化させることが示唆された。

　以上のことから，動物実験のデータではあるが，ビンカアルカロイド系薬剤および起炎症性薬剤のEV時に温罨法を実施することで，炎症細胞の浸潤や潰瘍形成を起こすとの害が示唆された。一方で，温罨法にヒアルロニターゼなどを併用することで潰瘍形成は起こらず，炎症反応も軽減してくるという報告もあった。しかし，日本ではEV時の解毒剤としてヒアルロニターゼは承認されておらず使用できない。結論として，温罨法単独での有用性は不明であり，エビデンスの確実性(強さ)は「非常に弱い」と判断した。

◆ 益と害のバランス

　系統的文献検索で温罨法についての文献はみつからなかった。ハンドサーチで抽出した1件で，EV時(特にビンカアルカロイド系薬剤)の対応として温罨法にヒアルロニターゼ投与

などの処置を併用することで，潰瘍形成にまで至らず炎症反応が軽減したという結果が報告されていた。しかし，温罨法単独でのデータではないこと，日本ではEV時にヒアルロニダーゼの使用が承認されていないことなどから，望ましい効果を得るのは難しい。他方，温罨法は皮筋内および皮下組織への炎症性細胞の浸潤が顕著であり，炎症症状を悪化させるという害があることがわかった。動物実験の結果ではあるものの，温罨法の実施は害が益を上回ると判断した。

◆ 患者の価値観や希望

　患者の価値観や希望を示す文献は見当たらなかった。患者インタビューでは，「温める，冷やすに対しての効果がそんなにないとか，不確かだとしても，処置してもらっているというので安心感というので気持ちの面でのケアにもなると思う」と発言があった。これらのことから温罨法をケアとして期待していることがわかったが，心情的な受け止めのため個人差があると考える。そのため，患者の価値や希望はばらつきの可能性があると判断した。

◆ コストや資源

　温罨法に用いる市販のゲルパックは2,000円程度で，繰り返し使用が可能である。また，温罨法はがん薬物療法薬に限らず，輸液療法や静脈注射でのEV時にも日常的に行っている行為であり，医療者の拘束時間や技術的負担は最小限である。このことから，どの施設においても実行が容易であると考える。

◆ 推奨決定の過程

　がん薬物療法薬のEVによる皮膚障害・炎症の悪化・進行を防ぐために局所療法として冷罨法あるいは温罨法は推奨されるかについて議論した。文献検索を行いSR対象となった文献は5件でいずれも冷罨法に関してのみの文献であった。温罨法についての文献はなく，その後ハンドサーチしたが動物実験を中心とした報告であった。これらのことから推奨決定会議でCQ10は冷罨法と温罨法の2つに分けて審議することとなった。

　CQ10bでは温罨法の推奨について検討した。温罨法について文献検索を行ったがRCTや比較研究，症例報告などの文献はなかった。そのため，がん薬物療法薬（特にビンカアルカロイド系薬剤）のEV時に温罨法を含む対応を推奨している海外の主要なガイドラインから，その根拠としている文献をハンドサーチした。結果として4件の文献がみつかったが，そのうち3件が動物実験であった。

　推奨決定会議での審議は，動物実験のデータでエビデンスの確実性（強さ）を決定することの是非が中心となった。1回目の投票で6/9名（66%）が「当該介入に反対する条件付きの推奨」，3/9名（33%）が「推奨なし」であったため，決定には至らなかった。「推奨なし」の意見としては，「ほとんどが動物実験（3文献）のデータであり，ヒトを対象としたデータではないためエビデンスの確実性（強さ）を決定するのは難しいのではないか」「本ガイドラインはヒトでのデータで判断するとしているため，他のCQのエビデンスの確実性（強さ）との相違がでないか」といった内容であった。「当該介入に反対する条件付きの推奨」の意見としては，「動物実験であっても害のエビデンスが示されている」「動物で有害なものが，今後ヒ

トで研究できる可能性は低い」「益の事象や有効性で動物実験を採用するのは問題があるが，害の事象のエビデンスであるので採用するのに問題はないのでは」という意見であった。このディスカッションを踏まえて，2回目の投票を行い，9/9名（100％）が「当該介入に反対する条件付きの推奨」に投票し，これで決定とした。

解説

　がん薬物療法薬の中で，ビンカアルカロイド系薬剤のEV時に，漏出部位から薬剤の吸収を促す循環の促進，痛みの軽減，症状の悪化や進行を抑えるといった目的で温罨法を行うことが推奨されている。特に，ONS[D]，ESMO-EONS[E]などの主要な海外のガイドラインでは，ビンカアルカロイド系薬剤（ビンブラスチン，ビンクリスチン）のEV時対応として，解毒剤であるヒアルロニターゼ皮下注射に温罨法を併用する（ヒアルロニターゼの薬液分散と吸収促進が温罨法の目的）ことが言及されており，実施の方法についても具体的に「Apply warm pack for 15-20min at least 4times a day. Hyaluronidase 150U」と記載されている。

　温罨法による皮膚障害・炎症の悪化・進行を防ぐ効果をリサーチしていく中で，RCTや症例研究はみつからなかった。そのため，ハンドサーチで4件の文献を抽出した。このうち3件が動物実験であったが，EV時（特にビンカアルカロイド系薬剤）の対応として温罨法にヒアルロニターゼなどの処置を併用することで，潰瘍形成にまで至らず，炎症反応が軽減したという結果だった。しかし，日本ではEV時のヒアルロニターゼは未承認であり，温罨法単独でのデータではないという問題がある。他方，温罨法は皮筋内および皮下組織への炎症性細胞の浸潤が顕著であり，炎症症状を悪化させるという害があることがわかった。このことから，がん薬物療法薬のEV時に温罨法を行わないことを弱く推奨することとした。

推奨適応の促進要因と阻害要因

　ビンカアルカロイド系薬剤のEV時の処置としてヒアルロニターゼの使用が承認された場合には，温罨法との併用で炎症反応を抑える効果が期待できるが，現時点で承認の動きはない。

今後の研究課題

　動物実験でEV時の対応として温罨法を行うことは，炎症反応の悪化や潰瘍形成が起こることがわかっており，今後この研究をヒトで行うことは倫理的側面からも難しいと考えている。

一般の方に向けた解説（要約）

　がん薬物療法薬が血管外に漏れたときには，痛みや炎症（発赤，腫脹）を軽減する目的で
クーリング（冷罨法）を行うことが多いですが，がん薬物療法薬の一部（ビンカアルカロイド
系薬剤）ではホットパック（温罨法）をすることがあります。ホットパックを行う場合は解毒
剤や経口抗菌薬を一緒に併用することで漏れた部位の皮膚の炎症を抑え，痛みの軽減や心地
良さを得ることができるという報告があります。一方で，ホットパックのみを行った場合に
皮膚の炎症を悪化させるというデータもあります。そのため，現時点ではがん薬物療法薬が
血管外に漏れたときには温罨法を行うことはあまりお勧めできません。

▶文献検索

データベース：PubMed，医中誌
検索日：1995～2021 年

▶採用文献

なし

▶引用文献

A）Das CK, Gogia A. Vinorelbine-induced chemotherapy port extravasation. Lancet Oncol. 2016;17
　（12）:e568.
B）Door RT, Alberts DS. Vinca Alkaloid Skin Toxicity: Antidote and Drug Disposition Studies in the
　Mouse. J Natl Cancer Inst. 1985;74(1):113-20.
C）石田陽子，小山奈都子，武田利明．ビンカアルカロイド系抗がん剤漏出時の罨法の作用に関する実験的
　研究．日本看護技術学会誌．2005；4(2)：38-41.
D）Olsen N, et al. (2019). Chemotherapy and immunotherapy guidelines and recommendations for prac-
　tice. Oncology nursing society publication department. Pittsburgh, Pennsylvania.
E）Pérez Fidalgo JA, Fabregat LG, Cervantes A, et al. Management of chemotherapy extravasation:
　ESMO-EONS Clinical Practice Guidelines. Ann Oncol. 2012;23(7):vii167-73.

CQ 11

アントラサイクリン系がん薬物療法薬の EV にデクスラゾキサンの使用は推奨されるか

推 奨

アントラサイクリン系がん薬物療法薬の EV に対してデクスラゾキサンの投与をすることを弱く推奨する。

推奨の強さと方向	エビデンスの確実性（強さ）	投票結果（合意率）
強さ：弱い 方向：行うこと	B　中	8/8 名（100％）

委員のうち 1 名が利益相反に関する報告事項があったため，作成メンバーによる委員会で事前に検討し，議論には参加し推奨決定の投票には参加しないことを決定した。

作成の経緯

　デクスラゾキサンは"アントラサイクリン系抗悪性腫瘍剤の EV"を効能効果として承認され，2014 年 4 月に販売された。「医療上の必要性の高い未承認薬・適応外検討会議」にて要望が提出された薬剤であり，医療ニーズの高い医薬品である。その一方で，有効性を示す報告はあるものの，連続した 3 日間の投与が必要であり，3 日間通院することや高額な治療費が見込まれるなど患者にとって直接的な不利益となる可能性もある。このため，臨床現場では，漏出量が微量であり，その後の潰瘍・壊死のリスクが少ないと見込まれる患者に対してデクスラゾキサンの使用を躊躇する場合がある。本 CQ では「アントラサイクリン系がん薬物療法薬の EV にデクスラゾキサンの使用は推奨されるか」を検討し，デクスラゾキサンを臨床で使用する際の判断基準として，有効性，費用対効果，患者負担について明らかにすることとした。

推奨決定（合意形成）の経緯

◆ エビデンスの確実性（強さ）

　文献検索で，キーワード「抗がん剤」「血管外漏出」「アントラサイクリン系」「デクスラゾキサン」を検索式とした系統的文献検索を行い，PubMed 75 件，医中誌 49 件が抽出された。スクリーニングの結果，採用された文献は，PubMed 7 件，医中誌 0 件であり，前向き

オープンラベル多施設単群試験1件，症例報告6件であった。

　作成グループで当初検討されたアウトカムは，「外科的処置(デブリードメントもしくは植皮)の減少」「抗腫瘍効果の減弱」「回復までの日数の短縮」「入院・来院日数の延長」「がん薬物療法の治療スケジュール通りの投与」「デクスラゾキサンの副作用」が挙げられ，重要度を勘案し，益のアウトカムとして「外科的処置(デブリードメントもしくは植皮)の減少」「回復までの日数の短縮」，害のアウトカムとして「抗腫瘍効果の減弱」「デクスラゾキサンの副作用」「入院・来院日数の延長」を選択し，作成グループで合意した。

　しかし，害として取り上げた「抗腫瘍効果の減弱」は，臨床的に重要なアウトカムであるものの，検索された文献内から抗腫瘍効果の減弱を示した報告はなかった。また，アントラサイクリン系薬剤による心臓障害のリスクの予防(心保護作用)を期待しデクスラゾキサンをアントラサイクリン系がん薬物療法薬と併用した臨床試験の報告はあるものの，用法・用量，投与期間が本CQと大きく異なることからその結果等を外挿すること難しいと判断されたため，不採用へ切り替えた。また，益のアウトカムである「回復までの日数の短縮」は，抽出された文献内にデクスラゾキサン投与の有無で比較を行った検討はなく，デクスラゾキサン投与に伴う回復までの日数に関する検討は困難と判断された。一方，「がん薬物療法の治療スケジュール通りの投与」は，多くの研究の主要アウトカムとして設定されており，調査可能と判断され，益のアウトカムとして採用することとした。なお，アウトカムの変更について，作成グループで合意がなされた。

　これらのアウトカムに関してエビデンス総体を作成した。各アウトカムに関するエビデンスは症例報告や非盲検多施設共同単群試験のみであり，試験の質としては決して高いとはいえない。

　しかし，「外科的処置(デブリードメントもしくは植皮)の減少」に関する評価は，非盲検多施設共同単群試験[1]および，症例報告[2,3]ともに減少することが一貫して報告されている。また，「がん薬物療法の治療スケジュール通りの投与」についても非盲検多施設共同単群試験[1]および，症例報告[2-7]ともにEV発症後の治療をスケジュール通り実施できる可能性を一貫して示している。一方，EV発症後にデクスラゾキサンの投与有無を比較した試験はないため，直接的なアウトカム比較はできないものの，非盲検多施設共同単群試験[1]では，入院率およびその期間が報告され，症例報告[5,7]においても入院期間が報告されている。しかし，入院期間のばらつきが大きく一貫性が認められているとは判断しがたい。副作用については，悪心・嘔吐，汎血球減少や肝機能障害等が報告[1-4,6,7]されているが，がん薬物療法薬を投与された患者が使用する薬剤であることからも，がん薬物療法薬による副作用である可能性も否定できない。また，デクスラゾキサン投与により新たに発生した副作用に伴いがん薬物療法が継続不可能となった例は報告されていない。

　以上を踏まえ，他のCQとのバランスも鑑み，議論の上でエビデンスの確実性(強さ)を「中」とした。

◆ 益と害のバランス

　益は，「外科的処置（デブリードメントもしくは植皮）の減少」「がん薬物療法の治療スケジュール通りの投与」，害は「デクスラゾキサンの副作用」「入院・来院日数の延長」である。害の発生は生じ得るものの益が上回る可能性は十分にあり，直ちに本剤の益を否定するものではない。アントラサイクリン系がん薬物療法薬のEV発生時にはデクスラゾキサン投与を適切に検討する必要があると考えられる。

◆ 患者の価値観や希望

　患者の価値観や希望を示す文献は見当たらなかった。2名の患者インタビューでは，2名とも「受けたい」という希望を述べた。しかし，詳細な投与方法について説明されると特に3日間の投薬に関し「たとえば地方で，車で病院まで2〜3時間かかる人が3日間来ることはしんどい可能性がある。近くのクリニック等で受けられるとすごくよい」「会議が入っているとか，子どものお迎え・・・などを考えてしまい結果，"受けない"と判断することもあるのではないか」という意見があった。入院患者では外来患者と異なり，3日間の投薬に関する低抵感はないものの，外来をイメージすると「病院に着いて受付，処置，会計して帰るまでがワンセットで1回の通院どのくらいの時間かかる目安があるといい」という意見があった。費用面については，高額療養費があるため，あまり気にならないという意見であった。患者の価値観により投薬に関する希望は「重要な不確実性またはばらつきの可能性あり」と考えられる。

◆ コストや資源

　本CQでは，cost-effectiveness解析はなされていないが，デクスラゾキサンはday1-2に1000 mg/m²，day3に500 mg/m²使用するが，500 mg/バイアルの薬価は46,437円である（2022年4月現在）。デクスラゾキサンを使用せずに外科的処置となった場合には，デクスラゾキサン投与と同等程度の費用がかかる可能性は高いものの，本邦では高額療養費制度が整備されており，収入に応じた医療費の上限が定められている。

　また，医療資源に関して，患者が緊急入院となった場合には，多くの医療者の連携が必要となるものの臨床現場では予期しない入院は一定程度の割合で生じるものである。

　以上より，費用対効果については，「介入の費用対効果がおそらくよい」とし，必要資源量については，「中等度の増加」とした。

◆ 推奨決定の過程

　デクスラゾキサンの投与に必要な条件について議論された。デクスラゾキサンの恩恵を受けることができる可能性がある患者に対して，治療機会が与えられないことがないような配慮が必要である。推奨の強さについては前向き試験が多施設共同試験とはいえ単群試験であり比較試験でないことを鑑み，デクスラゾキサンを使用することに一定の効果を認めることとしつつも益と害のバランス，患者の価値観や希望を踏まえて議論した。推奨決定の1回目の投票では，「当該介入の条件付きの推奨」8/8名（100％）の結果で，8割以上の合意を得て，「当該介入の条件付きの推奨」で決定した。

Ⅳ

推奨

解説

　臨床現場で経験する EV の多くは少量であることが予測されるが，ごく微量の漏出である場合における本剤の有益性は明らかでない。NHS では，末梢カテーテルからのアントラサイクリン系薬剤の EV について，漏出量によって投薬する薬剤を規定している。具体的には漏出量が 3 mL 以下では DSMO の局所投与を，3 mL を超える場合には，デクスラゾキサン投薬を推奨している。本邦では，DSMO は現状使用することが困難であること，また漏出量を正確に計ることは困難であることから，アントラサイクリン系薬剤の EV においてはデクスラゾキサンの使用が第一選択となると考えられる。

　ESMO-ENOS ガイドラインでは，中心静脈カテーテルからのアントラサイクリン系薬剤の EV について，デクスラゾキサンの投薬が考慮されるとしている。特に末梢カテーテルと異なり，中心静脈では漏出液による胸膜炎等の発症がないか，胸痛等の症状の有無を確認し，適切な治療やフォローアップも併せて行うことが重要である。

　また，患者が適切に意思決定できるような院内ルールを整備し運用することが望ましい。

推奨適応の促進要因と阻害要因

　阻害要因として，各施設におけるデクスラゾキサンの供給体制が挙げられる。本剤は，添付文書(サビーン®)A)上，"EV 後 6 時間以内に可能な限り速やかに投与を開始"と記載がなされているものの，その使用頻度の低さから必ずしも院内に在庫することができないと判断される場合もある。院内に在庫できない場合には，あらかじめ卸売り業者と本剤の緊急購入スキームについて打合せを行い手順化しておくことが重要である。さらに，患者が適切に意思決定できるように各医療機関で説明資料を準備し，速やかに必要な情報(投与経路，投与時間，病院滞在時間の目安，金銭面等)を提供できるよう配慮する必要がある。

今後の研究課題

　臨床試験では，蛍光顕微鏡で漏出が確認できた患者での有効性が示されているものの，蛍光顕微鏡で特定できないアントラサイクリン系薬剤の少量 EV に関する有効性については議論の余地がある。また，デクスラゾキサン投与に関する報告は成人に限られ，18 歳以下の小児に対する EV 時の報告は見当たらなかった。しかし，海外においてデクスラゾキサンは心保護作用を期待し，小児に対しても使用経験を持つ薬剤である。

　今後，心保護作用のみならず，小児の EV に対する有効性に関する検討も課題である。

一般の方に向けた解説（要約）

　点滴や注射で薬を投与したときに血管外漏出（薬液が血管外に漏れてしまうこと）がごくまれに生じます。特にがん薬物療法薬では血管外漏出に注意が必要であり，薬によっては漏出した部位に発赤や痛み，ひどい場合には潰瘍や壊死を引き起こします。潰瘍や壊死が生じると，その部分の皮膚を外科的に切除することが必要となることがあります。特にアントラサイクリン系と呼ばれるがん薬物療法薬は，血管外漏出が生じると壊死や潰瘍を引き起こすことが知られています。このアントラサイクリン系薬剤が漏れた場合の治療薬としてデクスラゾキサンが本邦では承認されています。このデクスラゾキサンを使うことが本当に患者さんの利点となるのか調査しました。デクスラゾキサンは，点滴で使用する薬です。連続した3日間の点滴治療が必要となり，1回の点滴時間は1〜2時間です。デクスラゾキサンを使用することで外科的切除が必要となる患者さんの割合が減少するという報告やがん薬物療法が計画通りに進められた割合が高かったことが報告されています。この薬を使用すれば絶対に外科的切除をしなくてもよいというわけではありませんが，可能性を低くすることが示されております。

　総合してアントラサイクリン系薬剤の血管外漏出時にデクスラゾキサンを使用することを「どちらかというとお勧めできる」と判断しました。これはあくまでも一般論であり，1人1人の患者さんでどうお勧めするかは，漏れた薬の量，症状等を勘案し判断が変わる場合もあります。気になることがあれば，医療者とよくご相談して治療を選択なさってください。

▶文献検索

データベース：PubMed，医中誌，
検索期間：指定なし

▶採用文献

1) Mouridsen HT, Langer SW, Buter J, et al. Treatment of anthracycline extravasation with Savene (dexrazoxane): results from two prospective clinical multicentre studies. Ann Oncol. 2007;18(3):546-50.
2) Muthuramalingam S, Gale J, Bradbury J. Dexrazoxane efficacy for anthracycline extravasation: use in UK clinical practice. Int J Clin Pract. 2013;67(3):244-9.
3) Fontaine C, Noens L, Pierre P, et al. Savene®(dexrazoxane) use in clinical practice. Support Care Cancer. 2012;20(5):1109-12.
4) Kazakova V, Vanegas YAM, Torres TA, et al. Delayed presentation of doxorubicin extravasation into pleural space: Case report and review of literature. J Oncol Pharm Pract. 2021;27(6):1520-7.
5) Chang R, Murray N. Management of anthracycline extravasation into the pleural space. Oxf Med Case Reports. 2016;2016(10): omw079.
6) Aigner B, Bauernhofer T, Petru E, et al. Complete recovery of a wide local reaction by the use of dexrazoxane 72 hours after epirubicin extravasation: case report and review of the literature. Dermatology. 2014;229(4):288-92.
7) Uges JWF, Vollaard AM, Wilms EB, et al. Intrapleural extravasation of epirubicin, 5-fluouracil, and cyclophosphamide, treated with dexrazoxane. Int J Clin Oncol. 2006;11(6):467-70.

▶引用文献

A) サビーン点滴静注用500mg　添付文書（2021年9月改訂第1版）

CQ 12

EV に対して，ステロイド局所注射は推奨されるか

推奨

EV に対して，ステロイド局所注射を行わないことを弱く推奨する。

推奨の強さと方向	エビデンスの確実性（強さ）	投票結果（合意率）
強さ：弱い 方向：行わないこと	D　非常に弱い	9/9 名（100％）

■ 作成の経緯

　ステロイド局所注射は，がん薬物療法による EV 時に行われることがある。

　ステロイド局所注射は，患部へ何度も針を刺すという行為を伴うため，有効性が低い場合，医療者や患者にとって不利益な可能性もある。本 CQ では「がん薬物療法の EV に対して，ステロイド局所注射は推奨されるか」を検討し，ステロイド局所注射を臨床で使用することについて検討することとした。

■ 推奨決定（合意形成）の経緯

◆ エビデンスの確実性（強さ）

　文献検索で，キーワード「がん薬物療法」「投与形態（注入）」「血管外漏出」「ステロイド」「局所注射」を検索式とし，系統的文献検索を行ったところ，PubMed 294 件と医中誌 149 件の計 443 文献が抽出された。スクリーニングの結果，採用された文献は PubMed 3 件，医中誌 6 件であった。作成グループで検討されたアウトカムは，益のアウトカムとして，「外科的処置（デブリードメントもしくは植皮）の減少」「回復までの日数の短縮」，害のアウトカムとして「局注部の皮膚障害」「ステロイド局所注射に伴う痛み」とした。

　各アウトカムについて，「外科的処置（デブリードメントもしくは植皮）の減少」に関しては 7 件 [1-7]，「回復までの日数の短縮」に関しては 9 件 [1-9]，「塗布部の皮膚障害（局所感染，皮膚委縮等）」に関しては 1 件 [2] で評価した。9 件の中で，設定されたアウトカム「ステロイド局所注射に伴う痛み」は文献がなかった。

「外科的処置の減少」は，症例報告あるいは症例集積の中で統一されたアウトカム設定がなく，臨床経過の記載のみであった。「回復までの日数の短縮」は回復の記載方法，日数の記載方法が文献によってさまざまであった。加えて，どのような基準を短縮とするのかが不明瞭であった。「局所部の皮膚障害（局所感染，皮膚委縮等）」は，CV ポートからの漏出後，デブリードメントと縫合閉鎖術施行後の創部の MRSA 感染であり，ステロイド局所注射以外の要因が大きかったと考えられる。以上より，SR ではステロイド局所注射単独の有効性を示すだけのエビデンスは乏しいと判断された。アウトカムに該当する文献が少ないため，追加のハンドサーチを行ったところ，学会報告[10]が対象となった。

山田らの報告は，ステロイド局所注射を行った群と行わなかった群で，アウトカムのうち「回復までの日数の短縮」「局注部の皮膚障害」「ステロイド局所注射に伴う痛み」の3つを評価していた。EV 後の症状収束期間は，壊死起因性・炎症性がん薬物療法ともに，非局所注射群が局所注射群と比較して有意に短縮しており，局所注射で回復までの期間が延長していた。さらに壊死起因性がん薬物療法では局所注射により皮膚の変色が強くなっていた。一方，非局所注射群と局所注射群で痛みは有意差を認めなかった。

作成グループは，山田らの報告が学会報告のため推奨に利用できるか検討した。推奨決定会議では，利用できる文献がない場合，利用できるがエビデンスの確実性（強さ）は「弱い」との見解となった。

これらを総合的に判断し，エビデンスの確実性（強さ）は「非常に弱い」とした。

◆ 益と害のバランス

SR では，益と害のバランスについて評価できなかった。作成グループにおいて，ハンドサーチの報告[10]を総合的に判断しステロイド局所注射での害が強いと判断した。

◆ 患者の価値観や希望

益と害ともに文献が不足しているが，学会報告[10]は，壊死起因性・炎症性がん薬物療法薬ともに，局所注射で回復までの期間が延長していた。さらに，壊死起因性がん薬物療法薬ではステロイド局所注射により皮膚の変色が強くなっており，ステロイド局所注射群で害が強かった。これらを踏まえ治療者，患者で判断にばらつきが起きると考える。患者インタビューでも，効果が「1割だったら私は受けます。抗がん剤は2割しか効かないのに受けているわけなので。1%だったら，塗り薬だけにするかもしれません」や「でも，可能性がちゃんとあるというエビデンスがあるんだったら，希望しますけど。不確かな状態であるのだったら，とりあえず見送ろうかなと思います」とのコメントがある。

◆ コストや資源

針を何度も刺すという侵襲があり，医療者の介入が必要になる。学会報告であるが，局所注射は，回復までの期間を延長させる報告[10]があるため，コストや資源が増大することが予想される。

◆ 推奨決定の過程

がん薬物療法の EV に対して，ステロイド局所注射は推奨されるかという CQ のアウトカ

ムに最も適応できる報告が学会報告であったため，学会報告をどこまで採用できるのかを中心に議論した。適応文献がない場合，学会報告も利用できることを推奨決定会議で共有し，学会報告を中心に推奨を決定した。推奨についてはエビデンスの確実性（強さ），益と害のバランス，患者の価値観や希望を踏まえて議論し，推奨決定の1回目の投票では，「当該介入に反対する条件付きの推奨」9/9名（100％）の結果で，8割以上の合意を得て，「当該介入に反対する条件付きの推奨」で決定した。本CQは，パブリックコメントで推奨なしが妥当ではないかとの意見を受けたが，推奨決定会議で議論した結果，エビデンスが少ない分野であり，他のCQも多くが同様の文献の質で評価していることを理由に，「当該介入に反対する条件付きの推奨」のままとした。

解説

　がん薬物療法のEVに対して，ステロイド局所注射を行わないことを弱く推奨した。

　本CQに対し，二次スクリーニングで対象となった症例報告/症例集積は，介入方法がクーリング，ステロイド軟膏塗布などを併用した文献が多く，ステロイド局所注射の効果に関しては不明確である。学会報告[10]は，壊死起因性がん薬物療法によるEV時の，ステロイド局所注射群，非ステロイド局所注射群の回復までの期間は，それぞれ23.31日，4.78日（$p <$ 0.01）とステロイド局所注射群で回復までの期間が延長している。また検索対象期間外ではあるが，Ohisaらの報告でも，壊死起因性がん薬物療法によるEV時，ステロイド皮下注射群は，ステロイド外用剤塗布群と比較して，皮膚手術発生率上昇と関連しているとされている[11]（オッズ比1.61）。これらを踏まえ，ステロイド局所注射の有効性を示す強いエビデンスが不足していると評価した。ステロイド外用剤を塗布する治療もあるため，患者希望を含めて実施するかの検討を行うことが望ましい。

推奨適応の促進要因と阻害要因

　施設での実施を促進する因子や阻害する因子はない。

今後の研究課題

　がん薬物療法のEVに対して，ステロイド局所注射を行うことで，「回復までの日数が減少する」「外科的処置が減少する」などの益となるアウトカムに対して質の高い報告がみつからなかった。今後の研究は，ステロイド局所注射の有効性および有害事象を評価するための指標確立が必要である。文献によってステロイド局所注射における薬剤，投与量，手技はさまざまであり，これらを統一し，ステロイド局所注射を受ける患者を対象とした研究が必要である。

　一方，簡易的にステロイド外用剤塗布が行われるため，ステロイド塗布との比較も課題である。

一般の方に向けた解説（要約）

　がん薬物療法薬の血管外漏出に対して，ステロイド局所注射を行うことがあります。この治療が推奨されるか，今までに行われた研究を調べました。その結果，ステロイド局所注射を強く推奨できるような研究がみつかりませんでした。しかしながら，学会報告でがん薬物療法薬の血管外漏出時に，ステロイドの局所注射を行うことで，回復までの期間が延長される報告が1件みつかりました。学会報告のため，質の高い報告ではありませんが，他に質の高い報告がみつからなかったため，どちらかというと血管外漏出時のステロイド局所注射は，行わないことが推奨されると判断しました。また検索対象期間外ではありますが，Ohisaら[11]の報告でも，ステロイド皮下注射群は，ステロイド外用剤塗布群と比較して，皮膚手術の発生率上昇が関連したことが報告されています。これはあくまでも一般論であり，1人1人の患者さんでどう対応するかはスタッフにより判断が変わってきます。治療開始前に医療者とよく相談なさってください。

▶文献検索

データベース：PubMed，医中誌
検索期間：指定なし

▶採用文献

1) 高木美佳ほか. エピルビシンの血管外漏出による前腕皮膚壊死の治療経験. 創傷. 2017；8(2)：57-60.
2) 武藤 潤ほか. 乳癌に対する化学療法薬剤の血管外漏出による皮膚軟部組織傷害の1例. 帯広厚生病院医誌. 2014；17(1)：86-90.
3) 中川優生ほか. デクスラゾキサンにより治療した抗癌剤の血管外漏出の1例. 皮膚科の臨床. 2016；58(9)：1462-3.
4) 北村彰英ほか. 抗癌剤の血管外漏出による皮膚潰瘍の治療と対策. 南大阪医学. 1994；42(1)：1-11.
5) 石原和之. 抗癌剤の血管外漏出とその対策. Skin Cancer. 1992；7(1)：117-28.
6) Mitsuma A, Sawaki M, Shibata T, et al. Extravasation of pegylated-liposomal doxorubicin: favorable outcome after immediate subcutaneous administration of corticosteroids. Nagoya J Med Sci. 2012;74(1-2):189-92.
7) Lawrence HJ, Walsh D, Zapotowski KA, et al. Topical dimethylsulfoxide may prevent tissue damage from anthracycline extravasation. Cancer Chemother Pharmacol. 1989;23(5):316-8.
8) 長谷田泰男ほか. 抗癌剤の血管外漏出に対する初期治療について. 日本形成外科学会会誌. 1992；12(5)：299-306.
9) Tsavaris NB, Karagiaouris P, Tzannou I, et al. Conservative approach to the treatment of chemotherapy-induced extravasation. J Dermatol Surg Oncol. 1990;16(6):519-22.
10) 山田みつぎほか.（2016）．がん化学療法における血管外漏出時のステロイド局所注射の有効性　O13-061　第30回. 日本がん看護学会学術集会
11) Ohisa K, Yamana H, Morita K, et al. Association between subcutaneous steroid injection for extravasation of vesicant anticancer drugs and skin ulcers requiring surgery. Eur J Oncol Nurs. 2022;58:102119.

IV

推奨

CQ 13

EV に対して，ステロイド外用剤塗布は推奨されるか

推 奨

EV に対して，ステロイド外用剤塗布を行うことを弱く推奨する。

推奨の強さと方向	エビデンスの確実性(強さ)	投票結果(合意率)
強さ：弱い 方向：行うこと	D　非常に弱い	9/9 名(100％)

作成の経緯

　がん薬物療法薬の EV が起こった際に，患部へのステロイド外用剤塗布が行われる場合がある。ステロイド外用剤塗布を行っている施設，行っていない施設があり，EV 部位へのステロイド外用剤塗布を行うかどうかは重要な臨床課題である。本 CQ では「がん薬物療法薬の EV に対して，ステロイド外用剤塗布は推奨されるか」について，エビデンスに基づいた推奨を検討することとした。

推奨決定(合意形成)の経緯

◆ エビデンスの確実性(強さ)

　文献検索で，キーワード「ステロイド」「外用剤」「血管外漏出」などを検索式として系統的文献検索を行い，PubMed 294 件，医中誌 95 件が抽出された。スクリーニングの結果，採用された文献は PubMed 4 件，医中誌 5 件であった。

　各アウトカムについて，「外科的処置(デブリードメントもしくは植皮)の減少」に関しては 1 件[1]，「回復までの日数」に関しては 9 件[1-9]，「塗布部の皮膚障害(局所感染，皮膚委縮等)」に関しては 1 件[6]で評価した。文献は全て症例報告であり，ステロイド外用剤単独の報告はなく，クーリングやステロイド皮下注射，抗菌薬含有軟膏の塗布などの他の介入と併用されていた。ステロイド外用剤に関しても，統一した使用薬剤の種類(strong から strongest)，使用タイミング，用量，使用期間は異なっていた。EV の範囲は多様であり，症例ごとにばらつきがあった。以上より，各アウトカムのエビデンスの確実性(強さ)はいずれも

「非常に弱い」と SR では判断した。

これらを総合的に判断し，推奨決定会議では，エビデンスの確実性(強さ)は「非常に弱い」を採用した。

◆ 益と害のバランス

益は「外科的処置(デブリードメントもしくは植皮)の減少」「回復までの日数」，害は「塗布部の皮膚障害(局所感染，皮膚委縮等)」とした。「外科的処置(デブリードメントもしくは植皮)の減少」については，1件[1]で評価した。症例報告の1件のみであり前向き研究等の報告がなく，またステロイド外用剤塗布単独の介入報告でないため，有効性の評価は難しいと判断した。「回復までの日数」については，9件[1-9]で評価した。報告は全て症例報告であり，前向き研究等の報告がなく，またステロイド外用剤単独塗布の介入報告がないため，有効性の評価が難しいと判断した。「塗布部の皮膚障害(局所感染，皮膚委縮等)」については，1件[6]で評価した。症例報告の1件のみであり前向き研究等の報告がなく，有効性の評価は難しい。以上の結果からSRにおいては，益と害ともに，わからないと判断した。

ステロイド外用剤は，アトピー性皮膚炎[A]，接触性皮膚炎[B, C]等の炎症性皮膚疾患に対して，第一選択薬として使用されることが多く，その有効性と安全性は多くの臨床試験で確認されている。EV部位も炎症を起こしており，抗炎症作用を目的としたステロイド外用剤の使用は有効であると考えられる。

推奨決定会議においては，ステロイド外用剤単独塗布の直接的なエビデンスはないものの，他の介入と併用で有効であったため，間接的なエビデンスとしては有効であると判断した。また，ステロイド外用剤塗布は，実施は容易であり侵襲的な治療ではないため害は少ない治療であるとの見解を得た。

これらを総合的に判断し，ステロイド外用剤塗布は益が害を上回ると判断した。

◆ 患者の価値観や希望

患者の価値観や希望を示す文献は見当たらなかった。エビデンスが乏しく，益と害ともに評価が困難であることから，明確なアウトカムを示せず，不確実な情報で判断にばらつきが起こると考えられる。

患者インタビューにおいても，「やること自体に害がなければ有効性に関わらずやっておきたい」「効果が不明確ならやらないが効果があるなら希望する」とのコメントがあった。望ましい効果について明確なエビデンスはないため，治療者と患者で意見がばらつく可能性があると考える。患者希望も含めて実施するかの検討を行う必要があると考えられた。

◆ コストや資源

ステロイド外用剤は，通常使用量5〜15 gの薬価は75〜450円のため安価であり，保険適用もある。ステロイド外用剤は汎用されているため，広く流通しており入手は容易で医療資源は十分である。患部への外用剤塗布は侵襲性が低い行為であり，実施は容易であると考える。

◆ 推奨決定の過程

事前作成した EtD フレームワークの内容について議論した。「基準2. 望ましい効果」「基準3. 望ましくない効果」ともに直接的にステロイド外用剤の効果を示したものがなかったため「わからない」としたが，他の治療との組み合わせで間接的な効果をみた報告ならば，「さまざま」もしくは「わずか」とする方がよく，改善の報告であるならば「わずか」とした方がいいという意見があり，議論の結果「わずか」に決定した。

「基準4. エビデンスの確実性（強さ）」については，RCT はなく，症例報告のみのため，確実性を示せる研究が少なかった。観察研究であり研究方法が統一されていないため，エビデンスの確実性（強さ）としては「非常に弱い」になるのでないかと意見があり，議論の結果「非常に弱い」に決定した。

推奨決定会議の1回目の投票においては，「当該介入または比較対象のいずれかについての条件付き推奨」2/9名（22%），「当該介入の条件付きの推奨」7/9名（77%）の結果で，推奨は付かなかった。ステロイドを使わないことを強く反対するエビデンスがないのであれば「当該介入または比較対象のいずれかについての条件付き推奨」となるのではないか，基準2および基準3は「わずか」と結論づけており，間接的な効果ではあるが，塗ることの有益性（望ましい効果）と副作用（望ましくない効果）を比較したときに有益性が勝ると考えるため，「当該介入の条件付き推奨」に当たるのではないかとの議論があった。

2回目の投票においては，「当該介入の条件付きの推奨」9/9名（100%）の結果で，8割以上の合意を得て，「当該介入の条件付きの推奨」で決定した。

■ 解説

ステロイド外用剤の塗布は，がん薬物療法薬の EV の患部に対して適応となる。ステロイド外用剤単独の有効性を示す直接的なエビデンスは乏しいが，他の治療と併用での間接的なエビデンスで有効であると判断した。ステロイド外用剤の副作用はわずかであり，抗炎症作用を目的としてステロイド外用剤の使用は有効であると考えらえる。使用するステロイドの強さとしては，皮膚症状，加齢などによる皮膚委縮の程度に応じて，strong から strongest が推奨される。また，使用期間としては，strongest で2週間，strong 以下で4週間が目安となり，strongest で4週間，strong 以下で8週間の使用で副作用の発症頻度が高くなるため注意する[D]。

ステロイド外用剤の塗布は，非侵襲的な治療であり，患者自身でも実施は容易である。ステロイド外用剤は，広く流通しており入手は容易で，価格は安価で保険適用もある。しかし，ステロイド外用剤塗布の有効性を示す強いエビデンスはないため，患者希望を含めて実施するかの検討を行うことが望ましい。

推奨適応の促進要因と阻害要因

ステロイド外用剤は安価で，入手は容易，実施も容易であるため阻害因子はない。

今後の研究課題

がん薬物療法薬による EV に対し，患部へのステロイド外用剤塗布単独の有効性を検証した前向き研究はなく，有効性は確立していない。また，ステロイド外用剤塗布による有害事象（局所感染，皮膚委縮，毛細血管拡張等）についての評価も乏しい。よって，ステロイド外用剤塗布に関して，使用した薬剤の種類，用法・用量，使用期間，使用結果に関するデータのさらなる蓄積が必要である。そして，EV の程度，併用する介入内容（クーリングやステロイド局注など）の条件を揃え，EV に対するステロイド外用剤塗布の有効性の検証が必要と考えられる。

一般の方に向けた解説（要約）

がん薬物療法薬の血管外漏出が起こった際に，漏出部の皮膚にステロイド外用剤の塗布を行うことがあります。がん薬物療法薬の血管外漏出に対して，ステロイド外用剤を使用した方がよいのか，今まで報告されている文献を調べました。結果としては，ステロイド外用剤だけを使用した報告はなく，患部のクーリング（冷罨法）やステロイド局所注射など他の治療と併用したものでした。ステロイド外用剤の直接的な効果についてはわかりませんが，他の治療と併用した治療では，わずかですが有効ではないかと判断しました。ステロイド外用剤の副作用として，局所感染や皮膚委縮等の皮膚障害がありますがそれはわずかではないかと判断しました。一般的にステロイド外用剤は，アトピー性皮膚炎，接触性皮膚炎等の炎症性皮膚疾患の治療で広く使用されています。血管外漏出部の皮膚も炎症を起こしているため，抗炎症作用を目的としたステロイド外用剤の使用は有効であると考えられます。

ステロイド外用剤は，多くの病院や調剤薬局に置いてあり，値段も安く，保険も使えます。塗布方法は難しくなく患者さん自身で簡単に行えます。具体的な使用方法は，医療者によくご確認下さい。

がん薬物療法薬の血管外漏出は，漏出量やがん薬物療法薬の種類により，皮膚障害の程度が異なり，対応も違います。1人1人の患者さんで対応は異なりますので，ステロイド外用剤の使用についても医療者とよく相談なさってください。

▶文献検索

データベース：PubMed，医中誌
検索期間：指定なし

▶採用文献

1) 永田佳子ほか. 抗癌剤漏出による皮膚潰瘍の2例 潰瘍が限局した後の手術例. 皮膚科の臨床. 2005；47：1845-8.

2) 近藤佐知子ほか. 遅発性に水疱を呈した5-FU血管外漏出の1例. 通信医学. 2018；70：20-3.

3) 神谷知里ほか. キサリプラチン漏出14日後に蜂窩織炎を発症した1例. 沖縄赤十字病院医学雑誌. 2008；16：27-8.

4) 長谷田泰男ほか. 抗癌剤の血管外漏出に対する初期治療について. 日本形成外科学会会誌. 1992；12：299-306.

5) 石原和之ほか. 抗癌剤の血管外漏出とその対策. Skin Cancer. 1992；7：117-28.

6) Uña E, Cuadrillero F, López-Lara F, et al. Drug extravasation: a dreaded complication. BMJ Case Rep. 2009;2009: bcr09.2008.0887.

7) Mitsuma A, Sawaki M, Shibata T, et al. Extravasation of pegylated-liposomal doxorubicin: favorable outcome after immediate subcutaneous administration of corticosteroids. Nagoya J Med Sci. 2012;74 (1-2):189-92.

8) El Saghir NS, Otrock ZK. Docetaxel extravasation into the normal breast during breast cancer treatment. Anticancer Drugs. 2004;15(4):401-4.

9) Okuda H, Masatsugu A, Sijimaya T, et al. Skin Necrosis Due to the Extravasation of Irritant Anticancer Agents. Intern Med. 2018;57(5):757-60.

▶引用文献

A) Hoare C, Li Wan Po A, Williams H. Systematic review of treatments for atopic eczema. Health Technol Assess. 2000;4(37):1-191.

B) Hachem JP, De Paepe K, Vanpée E, et al. Efficacy of topical corticosteroids in nickel-induced contact allergy. Clin Exp Dermatol. 2002;27(1):47-50.

C) Parneix-Spake A, Goustas P, Green R. Eumovate(clobetasone butyrate)0.05% cream with its moisturizing emollient base has better healing properties than hydrocortisone 1% cream: a study in nickel-induced contact dermatitis. J Dermatol Treat. 2001;12(4):191-7.

D) 島雄周平ほか. ステロイド外用剤の外用期間と外用方法. 日本医事新報. 1993；3625：135-6.

CQ 14

EV による壊死を伴わない皮膚潰瘍病変のデブリードメントは推奨されるか

推　奨

EV による壊死を伴わない皮膚潰瘍病変に対してデブリードメントを行わないことを弱く推奨する。

推奨の強さと方向	エビデンスの確実性(強さ)	投票結果(合意率)
強さ：弱い 方向：行わないこと	C　弱	9/9 名(100%)

作成の経緯

　がん薬物療法薬の EV に対して，保存的治療を施行しても皮膚障害が悪化し，難治性の潰瘍や壊死が生じた場合は外科的処置(デブリードメント)が推奨される。しかし，壊死を伴わない皮膚潰瘍病変に外科的処置を施行するのかは議論が分かれる。本 CQ では EV による壊死を伴わない皮膚潰瘍病変に対してデブリードメント介入により皮膚障害の改善，治癒にどのような効果があるのかを検討した。

推奨決定(合意形成)の経緯

◆ エビデンスの確実性(強さ)

　文献検索で，キーワード「抗がん剤」「血管外漏出」「潰瘍」「外科治療」を検索式とした系統的文献検索を行い，PubMed 463 件，医中誌 164 件が抽出された。スクリーニングの結果，採用文献は PubMed 5 件であり，全て観察研究であった。いずれも海外の単施設からの報告である。本 CQ に見合った保存的治療とデブリードメントが比較された文献は 1 件[1]であったが，盲検化，ランダム化は施行されていなかった。アウトカム「皮膚潰瘍の治癒」は造影剤などがん薬物療法薬以外の EV に対して 72 時間以内の外科的処置，保存的処置では両群で良好な結果が得られている。他論文は潰瘍病変に対して外科的処置が有効であったが，潰瘍病変が早期である記載がなかった。その他のアウトカムの「皮膚潰瘍治療期間の短縮」では保存的治療との比較がされておらず評価できなかった。「手術後遺症」では外科的

処置例で皮膚移植片の欠損が生じ二次的な上皮化により可動域の制限が認められた例，「手術合併症」では外科処置例で感染症合併例があるものの，どの論文も壊死を伴わない皮膚潰瘍病変に対して行われたかどうか記載されておらず，壊死を伴わない皮膚潰瘍病変の外科的処置として評価できなかった。したがって，エビデンスの確実性（強さ）は「弱い」とした。

◆ 益と害のバランス

EV による壊死を伴わない皮膚潰瘍病変を発症した場合のデブリードメントは，益として，潰瘍病変の治癒が得られること，害として，侵襲的な処置であることが挙げられる。保存的治療でも潰瘍病変の治癒が得られる可能性があるため，一律にデブリードメントを推奨することは害が上回ると考えられた。

◆ 患者の価値観や希望

根拠となる文献は見当たらなかったが，価値観に関するばらつきの可能性があると考えた。できるだけ侵襲的な処置を避けたい場合は，保存的治療の継続，創部治癒が早く得られる可能性がある場合はデブリードメントが選択される。患者に対するヒアリングでも，美容的な問題からできるだけ保存的治療を継続したい，感染原因としての皮膚潰瘍病変のリスクを考えデブリードメントを希望するなど，患者の疾患，がん薬物療法薬レジメンによっても意見は異なることが判明した。

◆ コストや資源

患者個人が負担する費用について検討した。EV 皮膚障害に対するデブリードメント（介入群）と保存的治療の比較研究はみつからなかった。デブリードメントの方が費用はかかるが，保存的治療の期間，通院回数を考えると，介入群の経済的負担は大きくないと考える。

保存的治療は塗布する外用薬ドレッシング剤などの費用のみである。一方，保険診療でデブリードメント（診療報酬ではデブリードマンと表記）は 3,000 平方センチメートル未満1,410〜4,820 点，深部デブリードマン加算 1,000 点であるが，高額療養費制度が適用される（令和 4 年診療報酬改定）。

◆ 推奨決定の過程

重要臨床課題として「EV による皮膚潰瘍に対して，早期・遅発性どの時期にデブリードメントを施行すべきか」が挙げられた。当初，EV から潰瘍病変発症までの期間，また，潰瘍病変発症後の期間により，潰瘍病変を早期，遅発性としての分類を試みたが，調べた限りでは分類するに足る根拠ある論文がなかった。したがって，本ガイドラインでは壊死を伴わない皮膚潰瘍病変を早期潰瘍病変と定義し検討した。壊死を伴わない皮膚潰瘍病変にデブリードメントが有効であるエビデンスは弱く，文献でも基礎疾患があり造影剤の漏出で外科的処置を早期に行わなかった場合に不良な転帰をとった症例があるものの，多くは保存的治療で治癒が得られている。一般的にはデブリードメントは保存的治療後に施行する処置であり，海外のガイドラインでも EV 時にはまず保存的治療を行い，壊死か疼痛が持続した場合に外科的処置を検討すると記載されている[A]。以上より，潰瘍病変が保存的治療でも治癒が得られることより，「壊死を伴わない皮膚潰瘍病変に対してデブリードメントをしないこと

を弱く推奨する」とした。

　推奨決定の1回目の投票で，「当該介入の条件付きの推奨」9/9名（100%）の結果で，8割以上の合意を得て，「当該介入の条件付きの推奨」で決定した。

解説

　保存的治療でも治癒が得られることより，デブリードメントを行うか保存的治療を行うかの選択は，患者要因（疾患，免疫低下を含めた全身状態），漏出した薬剤の種類，EVの皮膚障害の程度（範囲や深さ），デブリードメントによるがん薬物療法延期の有無，多様な患者の価値観や希望によって決定される。また，アントラサイクリン系薬剤のEVに関してはデクスラゾキサン投与が可能である（CQ11参照）。

　費用に関しては，保存的治療もデブリードメントも保険診療で対応される。保存的治療は専門的技術を必要としないためどの医療施設でも対応可能である。デブリードメントも皮膚科，形成外科で一般的に施行される医療行為であるが，障害範囲，部位によっては植皮などの専門的治療が必要となる。

　デブリードメントを施行するタイミングについてはそれぞれの長所短所を患者に説明する必要がある。皮膚科医よりEVは熱傷などと異なり，主たる組織損傷機序が体表でなく皮下から始まっているため，早期に組織傷害の範囲を推定し，デブリードメント深度を決定することが困難であるとの意見もあった。外科的処置を早期に行わなかった場合に感染症にて不良な転帰をとった報告もあり，保存的治療を選択する場合は潰瘍病変が改善，治癒するまでモニタリングすることが必要である。

推奨適応の促進要因と阻害要因

　特になし。

今後の研究課題

　国内では単施設からの症例報告でEVに対しデブリードメントされた，または保存的治療された結果の報告がほとんどであり，前向きに比較検討された研究が見当たらなかった。主に壊死起因性抗がん薬ではデブリードメントした報告が多いが，がん薬物療法薬の種類によって，デブリードメントの必要性が異なるかは不明である。EV後の皮膚病変の評価，観察方法が統一されていないこと，発症頻度が低く，患者背景，漏出状況にばらつきがありRCTは計画しにくいと思われる。

一般の方に向けた解説（要約）

　血管外漏出による皮膚潰瘍病変ができた場合，壊死病変のない潰瘍病変にデブリードメントを行うべきかを検討しました。

　がん薬物療法薬の血管外漏出により皮膚に潰瘍病変（皮下組織が露出する状態）が出現し痛みや出血を伴うことがあります。外用薬（塗り薬）など保存的治療で治ることもありますが，時間とともに潰瘍病変が広がり，壊死（皮膚の一部の組織が死んでしまうこと）や感染が起こり，全身状態にも悪影響を及ぼす可能性があります。国内外の文献を調べましたが，壊死組織がない皮膚の潰瘍病変に対して，傷んだ部分を外科的に除去する処置（デブリードメント）をした方がよいとの結論は出ませんでした。デブリードメントは痛みを伴い，処置範囲によっては治療スケジュールを延期することもあります。まずは，保存的治療を行いますが，いつデブリードメントを行うべきか，慎重に皮膚病変の経過や全身状態を観察し，必要に応じて皮膚科医や形成外科医に相談します。デブリードメントの医療費は2万円～5万円程度がかかりますが，保険診療割合負担であり，他診療費とあわせて高額療養費制度が適用されます。

▶文献検索

データベース：PubMed，医中誌
検索期間：指定なし

▶採用文献

1) Loth TS, Eversmann WW Jr. Extravasation injuries in the upper extremity. Clin Orthop Relat Res. 1991;(272):248-54.
2) Scuderi N, Onestiet MG. Antitumor agents: extravasation, management, and surgical treatment. Ann Plast Surg. 1994;32(1):39-44.
3) Cedidi C, Hierner R, Bergeret A. Plastic surgical management in tissue extravasation of cytotoxic agents in the upper extremity. Eur J Med Res. 2001;6(7):309-14.
4) Langstein HN, Duman H, Seelig D, et al. Retrospective study of the management of chemotherapeutic extravasation injury. Ann Plast Surg. 2002;49(4):369-74.
5) Linder RM, Upton J, Osteenet R. Management of extensive doxorubicin hydrochloride extravasation injuries. J Hand Surg Am. 1983;8(1):32-8.

▶引用文献

A) Pérez Fidalgo JA, Fabregat LG, Cervantes A, et al. Management of chemotherapy extravasation: ESMO-EONS Clinical Practice Guidelines. Ann Oncol. 2012;23 Suppl 7:vii167-73.

Ⅴ 付録

1 利益相反事項（COI）

　　ガイドライン策定にかかる参加者の COI 自己申告書は，一般社団法人日本がん看護学会利益相反委員会が管理した。

[2017～2021 年の申告]

氏名	所属施設	所属学会	役割	利益相反有無	申告項目* （項目：番号-企業名-研究費区分）
飯野　京子	国立看護大学校	JSCN	統括	無	
矢ヶ崎　香	慶應義塾大学	JSCN	作成/統括	無	
田墨　惠子	大阪大学医学部附属病院	JSCN	作成/統括	無	
菅野かおり	日本看護協会神戸研修センター	JSCN	作成	無	
岡元るみ子	千葉西総合病院	JSMO	作成	有	項目 A：4-f
松本　光史	兵庫県立がんセンター	JSMO	作成	有	項目 A：4-g, 4-k, 4-d, 6-d-③, 6-e-③, 6-b-③, 6-a-③, 6-k-③, 6-c-③, 6-m-③, 6-j-③
相澤　雄介	防衛医科大学校病院	JASPO	作成	無	
青山　剛	公益財団法人がん研究会有明病院	JASPO	作成	無	
文　靖子	厚生労働省医薬・生活衛生局	JASPO	作成	無	
龍島　靖明	国立病院機構埼玉病院	JASPO	作成	無	
橋本理恵子	関西医科大学	JSCN	SR	無	
三浦美和子	東京都済生会中央病院	JSCN	SR	無	
小山　美樹	東京女子医科大学病院	JSCN	SR	無	
新幡　智子	慶應義塾大学	JSCN	SR	無	
赤地　桂子	埼玉県済生会川口総合病院	JSCN	SR	無	
淺野　耕太	京都第二赤十字病院	JSCN	SR	無	
青柳　秀昭	北里大学病院	JSCN	SR	無	
藤川　直美	石川県立中央病院	JSCN	SR	無	
國友　香奈	静岡県立静岡がんセンター	JSCN	SR	無	
尾上　琢磨	兵庫県立がんセンター	JSMO	SR	無	
西村　明子	公益財団法人がん研究会有明病院	JSMO	SR	無	
緒方　貴次	愛知県がんセンター	JSMO	SR	無	
赤石　裕子	大阪市立総合医療センター	JSMO	SR	有	項目 B：1
高橋　昌宏	東北大学病院	JSMO	SR	有	項目 A：6-e-③ 項目 C：1-e-③, 1-o-①, 2-k
相原　聡美	江口病院	JSMO	SR	無	
棟方　理	国立がん研究センター中央病院	JSMO	SR	有	項目 A：4-k, 4-b, 6-g-③ 項目 C：1-k-④
加戸　寛子	NTT 東日本関東病院	JASPO	SR	無	
金子　基子	山形大学医学部附属病院	JASPO	SR	無	

氏名	所属施設	所属学会	役割	利益相反有無	申告項目* （項目：番号-企業名-研究費区分）
国吉　央城	上尾中央総合病院	JASPO	SR	無	
熊倉　康郎	名古屋大学医学部附属病院	JASPO	SR	無	
蔵田　靖子	岡山大学病院	JASPO	SR	無	
小室　雅人	国立国際医療研究センター病院	JASPO	SR	無	
佐藤　淳也	国際医療福祉大学病院	JASPO	SR	無	
鈴木　大介	日本調剤株式会社 日本調剤名大前薬局	JASPO	SR	無	
済川　聡美	愛媛大学医学部附属病院	JASPO	SR	無	
副島　梓	公益財団法人がん研究会有明病院	JASPO	SR	無	
辻　将成	株式会社アインファーマシーズ	JASPO	SR	無	
坪谷　綾子	川崎市立多摩病院	JASPO	SR	無	
葉山　達也	日本大学医学部附属板橋病院	JASPO	SR	無	
吉田　幹宜	医薬品医療機器総合機構	JASPO	SR	無	
佐藤　康仁	静岡社会健康医学大学院大学	—	アドバイザー	無	
加藤　惠子	国立がん研究センター中央病院図書館	—	司書	無	
山崎むつみ	静岡県立静岡がんセンター 医学図書館	—	司書	無	

*項目，番号，金額区分は参考資料①，企業名は参考資料②を参照

[2019～2021 年の申告]

氏名	所属施設	所属学会	役割	利益相反有無	申告項目* （項目：番号-企業名-研究費区分）
小澤　桂子	NTT 東日本関東病院	JSCN	外部評価委員	無	
平井　和恵	東京医科大学	JSCN	外部評価委員	有	項目 A：4-l
堺田惠美子	千葉大学医学部附属病院	JSMO	外部評価委員	有	項目 A：4-q, 4-p, 4-i, 4-n, 4-r, 7-g, 7-k, 7-e, 7-c
下村　昭彦	国立国際医療研究センター	JSMO	外部評価委員	有	項目 A：4-b, 4-k, 4-m, 6-k-①, 6-k-③, 6-b-③, 6-j-③, 6-h-③, 6-c-③
鈴木　賢一	星薬科大学	JASPO	外部評価委員	無	
牧野　好倫	埼玉医科大学国際医療センター	JASPO	外部評価委員	無	
高井　利浩	兵庫県立がんセンター	—	皮膚科医コンサル	無	
西澤　綾	東京都立駒込病院	—	皮膚科医コンサル	無	

*項目，番号，金額区分は参考資料①，企業名は参考資料②を参照

[2018～2020 年の申告]

氏名	所属施設	所属学会	役割	利益相反有無	申告項目* （項目：番号-企業名-研究費区分）
桜井なおみ	一般社団法人 CSR プロジェクト	—	患者団体	有	項目 A：1
蛭間健太郎	キャンサー・ソリューションズ株式会社	—	患者団体	無	

*項目，番号，金額区分は参考資料①，企業名は参考資料②を参照

参考資料①　ガイドライン策定にかかる参加者の COI 自己申告書

A. 自己申告者自身の申告事項（策定するガイドライン内容に関係する企業や営利団体との COI 状態）

1. 企業や営利を目的とした団体の役員，顧問職の有無と報酬額
（1つの企業・団体からの報酬額が年間総額 100 万円以上のものを記載）
金額区分：① 100 万円以上　② 500 万円以上　③ 1000 万円以上

2. 株の保有と，その株式から得られる利益（1 年間の本株式による利益）
（1つの企業の 1 年間の利益が 100 万円以上のもの，あるいは当該株式の 5% 以上保有のものを記載）
金額区分：① 100 万円以上　② 500 万円以上　③ 1000 万円以上

3. 企業や営利を目的とした団体から特許権使用料として支払われた報酬
（1つの特許使用料について年間総額 100 万円以上のものを記載）
金額区分：① 100 万円以上　② 500 万円以上　③ 1000 万円以上

4. 企業や営利を目的とした団体より，会議の出席（発表，助言など）に対し，研究者を拘束した時間・労力に対して支払われた日当，講演料などの報酬
（1つの企業・団体からの講演料が年間総額 50 万円以上のものを記載）
金額区分：① 50 万円以上　② 100 万円以上　③ 200 万円以上

5. 企業や営利を目的とした団体が作成するパンフレット，座談会記事などの執筆に対して支払った原稿料
（1つの企業・団体からの原稿料が年間総額 50 万円以上のものを記載）
金額区分：① 50 万円以上　② 100 万円以上　③ 200 万円以上

6. 企業や営利を目的とした団体が契約に基づいて提供する研究費
（1つの企業，団体から，医学系研究（共同研究，受託研究，治験など）に対して，申告者が実質的に使途を決定し得る研究契約金で実際に割り当てられた年間総額 100 万円以上のものを記載）
研究費区分：① 産学共同研究　② 受託研究　③ 治験　④ その他
金額区分：① 100 万円以上　② 1000 万円以上　③ 2000 万円以上

7. 企業や営利を目的とした団体が提供する奨学（奨励）寄附金
（1つの企業・団体から，申告者個人または申告者が所属する講座・分野または研究室に対して，申告者が実質的に使途を決定し得る寄附金で実際に割り当てられた年間総額 100 万円以上のものを記載）
金額区分：① 100 万円以上　② 500 万円以上　③ 1000 万円以上

8. 企業などが提供する寄附講座　（企業などからの寄付講座に所属している場合）
金額区分：① 100 万円以上　② 500 万円以上　③ 1000 万円以上

9. その他の報酬（研究とは直接に関係しない旅行，贈答品など）
（1つの企業・団体から受けた報酬が年間 5 万円以上のものを記載）
金額区分：① 5 万円以上　② 20 万円以上

B. 申告者の配偶者，一親等親族，または収入・財産的利益を共有する者の申告事項

1. 企業や営利を目的とした団体の役員，顧問職の有無と報酬額
（1つの企業・団体からの報酬が年間 100 万円以上のものを記載）
金額区分：① 100 万円以上　② 500 万円以上　③ 1000 万円以上

2. 株の保有と，その株式から得られる利益（1 年間の本株式による利益）
（1つの企業の 1 年間の利益が 100 万円以上のもの，あるいは当該株式の 5% 以上保有のものを記載）
金額区分：① 100 万円以上　② 500 万円以上　③ 1000 万円以上

3. 企業や営利を目的とした団体から特許権使用料として支払われた報酬
（1つの特許使用料が年間 100 万円以上のものを記載）
金額区分：① 100 万円以上　② 500 万円以上　③ 1000 万円以上

V. 付録

C.申告者の所属する研究機関・部門(研究機関, 病院, 学部またはセンターなど)にかかる Institutional COI 開示事項(申告者が所属研究機関・部門の長と過去3年間に共同研究者, 分担研究者の関係にあったか, あるいは現在ある場合に該当する)	

1. 企業や営利を目的とした団体が当該の研究機関・部門に対し提供する研究費
(1つの企業・団体か契約に基づいて, 申告者の医学系研究(助成研究, 共同研究, 受託研究など)に関連して, 当該の長に対して過去3年以内に実質的に使途を決定し得る研究契約金で実際に割り当てられたものを記載)
研究費区分：①産学共同研究　②受託研究　③治験　④その他
開示基準額：1000万円/企業/年
金額区分：① 1000万円≦　② 2000万円≦　③ 4000万円≦

2. 企業や営利を目的とした団体が当該の研究機関・部門に対し提供する寄附金
(1つの企業・営利団体から, 申告者の研究に関連して, 所属研究機関そのものあるいは, 部門(病院, 学部またはセンター, 講座)の長に対して提供され, 過去3年以内に実質的に使途を決定し得る寄附金で実際に割り当てられたものを記載)
開示基準額：200万円/企業/年
金額区分：① 200万円≦　② 1000万円≦　③ 2000万円≦

3. その他(申告者が所属する研究機関そのもの, あるいは機関・部門の長が本学会の事業活動に関係する企業などの株式保有, 特許使用料, あるいは投資など
(本学会の事業活動において影響を与える可能性が想定される場合に記載)
項目区分：①株式(5%以上)　②特許　③投資(例, ベンチャー企業)　④その他

参考資料② 開示のあった企業名一覧

a	アイコンジャパン
b	アストラゼネカ
c	エーザイ
d	MSD
e	小野薬品工業
f	キッセイ薬品工業
g	協和キリンファーマ
h	大鵬薬品
i	武田薬品工業
j	第一三共
k	中外製薬
l	テルモ株式会社
m	日本イーライリリー
n	ノバルティスファーマ
o	日立製作所
p	ファイザー
q	ブリストル・マイヤーズスクイブ
r	ヤンセンファーマ

(「株式会社」省略, 五十音順)

2 文献検索式

各 CQ の文献検索式は次の通りである。2 名の司書が検索を実施した。

CQ1

PubMed　検索日 2021 年 4 月 11 日
がん関連 KW，血管外漏出 KW，教育関連 KW で検索した　113 件

- #1　Antineoplastic Agents[mh] OR Antibiotics, Antineoplastic[MH] OR Antineoplastic Agents[PA] OR antitumor[tiab] OR "anti tumor "[tiab] OR antitumour[tiab] OR "anti tumour "[tiab] OR chemotherapy[tiab] OR chemotherapeutic[tiab] OR "chemo therapeutic"[tiab] OR antineoplastic[tiab] OR "anti-neoplastic"[tiab] OR anticancer[tiab] OR "anti cancer"[tiab] OR "Cytotoxins"[MH] OR "Cytotoxins"[PA] OR "Cytostatic Agents"[MH] OR cytotoxic[TIAB]
- #2　"neoplasms"[MeSH Terms] OR "cancer"[Title/Abstract] OR "tumor"[Title/Abstract] OR "tumour"[Title/Abstract] OR "neoplasm"[Title/Abstract] OR "cancers"[Title/Abstract] OR "tumors"[Title/Abstract] OR "tumours"[Title/Abstract] OR "neoplasms"[Title/Abstract] OR "oncology"[Title/Abstract] OR neoplasms[mh]
- #3　Extravasation of Diagnostic and Therapeutic Materials" [MeSH] OR Extravasation[tiab] OR Extravasations
- #4　Inservice Training[MH] OR Patient Education[MH] OR Patient Care Team[MH] OR "patient safety"[tiab] OR follow-up[tiab] OR self-care[MH] OR Education[Tiab] OR Risk management[MH] OR Risk[Tiab]
- #5　#1 AND #2 AND #3 AND #4
- #6　#5 AND human[MH] AND（English[LA] OR Japanese[LA]）

医中誌 Web　検索日 2021 年 3 月 12 日
がん関連 KW，血管外漏出 KW，カテーテル・ポート関連 KW，教育関連 KW で検索した　99 件

- #1　（抗腫瘍剤/TH or 抗がん剤/AL or 抗がん薬/AL or（抗腫瘍剤/TH or 抗腫瘍剤/AL and or 抗がん剤/AL）or（抗腫瘍性抗生物質/TH or 抗腫瘍抗生物質/AL）or（腫瘍多剤併用療法/TH or 混合抗腫瘍剤/AL）or 細胞毒性/TH or 細胞毒性/AL）
- #2　（腫瘍/TH or 癌/AL or 癌患者/AL）and 化学療法/AL
- #3　診断物質と治療物質の遊出/TH or 漏出/AL or 血管外漏出/AL or 遊出/AL or 溢出/AL or 過誤/AL or（事故/TH or 事故/AL）or（トラブル/AL or リスク/TH or リスク/AL）
- #4　（輸液療法/TH or 輸液/AL）or 血管内投与/AL or（カテーテル/TH or カテーテル/AL）or（静脈内投与/TH or 静脈内投与/AL）or（静脈内注射/TH or 静脈注射/AL or 静脈内注入/TH）or（点滴静脈注/AL or 薬物点滴投与法/AL or 点滴管理/AL or 薬剤投与/AL or 点滴/AL）or 静注/AL or 動注/AL or（血管アクセス器具/TH or ポート/AL）or（注射/TH or 注射/AL）or（カテーテル法/TH or カテーテル法/AL）or（動脈内投与/TH or 動脈内投与/AL）
- #5　患者教育/TH or 患者教育/AL or 指導/Al or（自己管理/TH or セルフケア/AL）
- #6　#1 AND #2 AND #3 AND #4 AND #5
- #7　（#6）and（PT= 会議録除く CK= ヒト）

CQ2, CQ3a, CQ3b, CQ3c

PubMed　検索日 2021 年 3 月 14 日

がん関連 KW，カテーテル・ポート関連 KW，血管外漏出・注射部位反応関連 KW で検索した結果 2,891 件となった。
これらから，エビデンスレベルの高い文献ごとに出力した

#1 Antineoplastic Agents[mh] OR Antibiotics, Antineoplastic[MH] OR Antineoplastic Agents[PA] OR antitumor[tiab] OR "anti tumor"[tiab] OR antitumour[tiab] OR "anti tumour"[tiab] OR chemotherapy[tiab] OR chemotherapeutic[tiab] OR "chemo therapeutic"[tiab] OR antineoplastic[tiab] OR "anti-neoplastic"[tiab] OR anticancer[tiab] OR "anti cancer"[tiab] OR "Cytotoxins"[MH] OR "Cytotoxins"[PA] OR "Cytostatic Agents"[MH] OR cytotoxic[TIAB]　1,665,393

#2 neoplasms[mh] OR cancer[tiab] OR tumor[tiab] OR tumour[tiab] OR neoplasm[tiab] OR cancers[tiab] OR tumors[tiab] OR tumours[tiab] OR neoplasms[tiab] OR oncology[tiab]　4,346,112

#3 #1 OR #2　5,056,629

#4 "Catheterization, Central Venous"[majr] OR "catheterization, peripheral"[majr:NoExp] OR "Central Venous Catheters"[majr]　19,245

#5 "Central Venous "[ti] OR "PICC"[ti] OR "peripherally inserted central venous catheter*"[ti] OR "peripherally inserted central catheter*"[ti]　9,525

#6 "Port-A"[tiab] OR "Port-A-Cath"[tiab] OR "TIVAD"[tiab] OR "TIVAS"[tiab] OR "TICVP"[tiab] OR "implantable port catheter*"[tiab] OR "implantable venous-access port*"[tiab] OR "implantable access port*"[tiab] OR "implantable port system*"[tiab] OR "implanted port catheter*"[tiab] OR "implanted venous-access port*"[tiab] OR "implanted access port*"[tiab] OR "implanted port system*"[tiab] OR "venous access device*"[tiab] OR "implantable venous access system*"[tiab]　2,312

#7 #4 OR #5 OR #6　23,901

#8 #3 AND #7　3,566

#9 "Extravasation of Diagnostic and Therapeutic Materials"［MeSH］OR Extravasation[tiab] OR Extravasations[tiab]　18,634

#10 "Injection Site Reaction"[mesh] OR "Injection Site Reactions"[tiab] OR "Injection Site Reaction"[tiab] OR "Injection Site Event"[tiab] OR "Injection Site Events"[tiab] OR "Injection Site Adverse Event"[tiab] OR "Injection Site Adverse Events"[tiab] OR "Infusion Site Reaction"[tiab] OR "Infusion Site Reactions"[tiab] OR "Infusion Site Adverse Event"[tiab] OR "Infusion Site Adverse Events"[tiab]　2,430

#11 adverse effects[sh] OR economics[sh] OR "adverse event*"[tiab] OR "adverse effect*"[tiab] OR "Catheter-related"[tiab] OR complication[tiab] OR complications[tiab] OR economic*[tiab] OR removed[tiab] OR removal[tiab]　4,276,017

#12 #9 OR #10 OR #11　4,288,797

#13 #8 AND #12　2,891

医中誌 Web　検索日 2021 年 3 月 14 日
がん関連 KW，カテーテル・ポート関連 KW，血管外漏出・注射部位反応関連 KW で検索した

#1 抗腫瘍剤/TH or 抗がん剤/AL or 抗がん薬/AL or 抗腫瘍剤/AL or 抗腫瘍性抗生物質/TH or 抗腫瘍抗生物質/AL or 腫瘍多剤併用療法/TH or 混腫瘍多剤併用療法/AL or 混合抗腫瘍剤/AL or 危険薬/AL or "Hazardous Drugs"/AL or 細胞毒性/TH or 細胞毒性/AL　541,869

#2 腫瘍/TH or 癌/AL or 癌患者/AL　2,499,811

#3 (#2) and (SH= 薬物療法)　313,802

#4 化 学 療 法/AL or 薬 物 療 法/AL or Chemotherapies/AL or Chemotherapy/AL or "Drug Therapies"/AL or "Drug Therapy"/AL or "Pharmacotherapies"/AL or "Pharmacotherapy"/AL　　1,408,623

#5 #2 and #4　　453,538

#6 #1 or #3 or #5　　731,222

#7 中心静脈カテーテル/TH or 中心静脈カテーテル法/TH or 中心静脈カテーテル/AL or 中心静脈デバイス/AL or 中心静脈ポート/AL　　8,571

#8 血管アクセス器具/TH or 血管アクセス器具/AL　　1,017

#9 @ 末梢カテーテル法/TH or 末梢カテーテル/AL or PICC/AL or 末梢挿入式/AL　　2,426

#10 CV ポート/AL or リザーバー/AL or ポートカテーテル/AL or 血管アクセスポート/AL or 血管カテーテル/AL or 静脈リザーバー/AL or 静脈アクセス/AL or 留置カテーテル/AL　　17,084

#11 留置カテーテル/TH or 留置カテーテル/AL or カテーテル留置/AL　　13,971

#12 "Port A Cath"/AL or "Port Catheter"/AL or "Port Catheters"/AL or "Port-A-Cath"/AL or "PortACath"/AL　　58

#13 #7 or #8 or #9 or #10 or #11 or #12　　26,748

#14 #6 and #13　　3,981

#15 診断物質と治療物質の遊出/TH or 血管外漏出/AL or 抗がん剤漏出/AL or 抗癌剤漏出/AL or 抗がん薬漏出/AL or 抗癌薬漏出/AL or 制癌剤漏出/AL or 制がん剤漏出/AL or 注射部位反応/TH or 注射部位反応/AL　　3,871

#16 #14 and #15　　96

#17 (#14) and (RD= 比較研究)　　127

#18 (#14) and (SH= 毒性・副作用, 合併症, 有害作用)　　1,089

#19 #14 and (介入研究/TH or 観察研究/TH)　　165

#20 #14 and (比較/AL or 有害 AL/AL or 合併症/AL or 有用性/AL or 副作用/AL)　　1,517

#21 #16 or #17 or #18 or #19 or #20　　1,892

#22 (#21) and (DATA=pre)　　1

#23 中心静脈カテーテル法/MTH or @ 末梢カテーテル法/MTH or 診断物質と治療物質の遊出/MTH or 血管外漏出/AL or 注射部位反応/MTH or 注射部位反応/AL　　7,873

#24 #21 and #23　　492

#25 (#24) and (PT= 会議録除く)　　239

#26 #22 or #25　　240

CQ4

PubMed　検索日 2021 年 4 月 5 日
がん関連 KW, カテーテル・ポート関連 KW, 血管外漏出・注射部位反応関連 KW, 穿刺, 近位・遠位 KW で検索した　127 件

#1 Antineoplastic Agents[mh] OR Antibiotics, Antineoplastic[MH] OR Antineoplastic Agents[PA] OR antitumor[tiab] OR "anti tumor "[tiab] OR antitumour[tiab] OR "anti tumour "[tiab] OR chemotherapy[tiab] OR chemotherapeutic[tiab] OR "chemo therapeutic"[tiab] OR antineoplastic[tiab] OR "anti-neoplastic"[tiab] OR anticancer[tiab] OR "anti cancer"[tiab] OR "Cytotoxins"[MH] OR "Cytotoxins"[PA] OR "Cytostatic Agents"[MH] OR cytotoxic[TIAB]

#2 "neoplasms"[MeSH Terms] OR "cancer"[Title/Abstract] OR "tumor"[Title/Abstract] OR "tumour"[Title/Abstract] OR "neoplasm"[Title/Abstract] OR "cancers"[Title/Abstract] OR "tumors"[Title/Abstract] OR "tumours"[Title/Abstract] OR "neoplasms"[Title/Abstract] OR "oncology"[Title/Abstract] OR neoplasms[mh]

#3　#1 OR #2

#4　Necrobiotic Disorders[MH] OR Pigmentation Disorders[MH] OR Pruritus[MH] OR Skin Diseases, Eczematous[MH] OR Skin Diseases, Vascular[MH] OR Skin Ulcer[MH] OR Skin Manifestations[MH] OR Extravasation of Diagnostic and Therapeutic Materials[MH] OR Blister[MH] OR Inflammation[MH] OR Varicose Ulcer[MH] OR Necrosis[MH] OR (Phlebitis[Tiab] OR dermatitis[Tiab] OR pigmentation[Tiab] OR Ulcer[Tiab])

#5　Infusion[tiab] OR infusions[tiab] OR injection[tiab] OR injections[tiab] OR Catheters[tiab] OR Catheter[tiab] OR Catheterization[tiab] OR Catheterizations[tiab] OR ("Infusions, Parenteral"[Mesh:NoExp]) OR "Infusions, Intravenous"[Mesh] OR Injections[MeSH] OR Catheterization[MeSH] OR Catheters, Indwelling[MeSH] OR Administration, intravenous[MH]

#6　peripheral vein[MH] OR "peripheral vein"[Tiab]

#7　("Blood sampling"[Tiab] OR puncture[MH] OR puncture[Tiab]) AND (Distal[Tiab] OR Central[Tiab] OR Upper[Tiab] OR proximal[tiab])

#8　#3 AND #4 AND #5 AND #7

#9　#6 AND #7

#10　#8 OR #9

#11　#10 AND human[MH] AND 1995:2021[EDAT] AND (English[LA] OR Japanese[LA])

医中誌 Web　検索日 2021 年 3 月 23 日
がん関連 KW，カテーテル・ポート関連 KW，血管外漏出関連 KW，末梢静脈，穿刺関連 KW，近位，遠位 KW で検索した　122 件

#1　(抗腫瘍剤/TH or 抗がん剤/AL or 抗がん薬/AL or (抗腫瘍剤/TH or 抗腫瘍剤/AL and or 抗がん剤/AL) or (抗腫瘍性抗生物質/TH or 抗腫瘍抗生物質/AL) or (腫瘍多剤併用療法/TH or 混合抗腫瘍剤/AL) or 細胞毒性/TH or 細胞毒性/AL)

#2　(腫瘍/TH or 癌/AL or 癌患者/AL) and 化学療法/AL

#3　(腫瘍/TH or 癌/AL or 癌患者/AL) and (SH= 薬物療法)

#4　#1 or #2 or #3

#5　診断物質と治療物質の遊出/TH or 漏出/AL or 血管外漏出/AL or 遊出/AL or 溢出/AL or 過誤/AL or (事故/TH or 事故/AL) or (トラブル/AL or リスク/TH or リスク/AL)

#6　(輸液療法/TH or 輸液/AL) or 血管内投与/AL or (カテーテル/TH or カテーテル/AL) or (静脈内投与/TH or 静脈内投与/AL) or (静脈内注射/TH or 静脈注射/AL or 静脈内注入/TH) or (点滴静脈注/AL or 薬物点滴投与法/AL or 点滴管理/AL or 薬剤投与/AL or 点滴/AL) or 静注/AL or 動注/AL or (血管アクセス器具/TH or ポート/AL) or (注射/TH or 注射/AL) or (カテーテル法/TH or カテーテル法/AL) or (動脈内投与/TH or 動脈内投与/AL)

#7　末梢静脈/AL

#8　#6 or #7

#9　(穿刺/TH or 穿刺/AL) or (採血/TH or 採血/AL) or (血管確保/TH or 血管確保/AL) or ライン確保/AL

#10　中枢側/AL or 遠位/AL or 上流/AL

#11　#9 or #10

#12　#8 and #11

#13　#4 and #5 and #12

#14　(#12) and (DT=1995:2021 and PT= 会議録除く and CK= ヒト)

CQ5

PubMed　検索日 2021 年 3 月 11 日
がん関連 KW, 血管外漏出・注射部位反応関連 KW, カテーテル・ポート関連 KW, 交換・定期
KW で検索した　95 件

#1　Antineoplastic Agents[mh] OR Antibiotics, Antineoplastic[MH] OR Antineoplastic Agents[PA] OR antitumor[tiab] OR "anti tumor "[tiab] OR antitumour[tiab] OR "anti tumour "[tiab] OR chemotherapy[tiab] OR chemotherapeutic[tiab] OR "chemo therapeutic"[tiab] OR antineoplastic[tiab] OR "anti-neoplastic"[tiab] OR anticancer[tiab] OR "anti cancer"[tiab] OR "Cytotoxins"[MH] OR "Cytotoxins"[PA] OR "Cytostatic Agents"[MH] OR cytotoxic[TIAB]

#2　neoplasms[MH] OR cancer[Tiab] OR tumor[Tiab] OR tumour[Tiab] OR neoplasm[Tiab] OR cancers[Tiab] OR tumors[Tiab] OR tumours[Tiab] OR neoplasms[Tiab] OR oncology[Tiab]

#3　#1 OR #2

#4　Necrobiotic Disorders[MH] OR Pigmentation Disorders[MH] OR Pruritus[MH] OR Skin Diseases, Eczematous[MH] OR Skin Diseases, Vascular[MH] OR Skin Ulcer[MH] OR Skin Manifestations[MH] OR Extravasation of Diagnostic and Therapeutic Materials[MH] OR Blister[MH] OR Inflammation[MH] OR Varicose Ulcer[MH] OR Necrosis[MH] OR Phlebitis[Tiab] OR dermatitis[Tiab] OR pigmentation[Tiab] OR Ulcer[Tiab] OR Extravasation[Tiab]

#5　Infusion[tiab] OR infusions[tiab] OR injection[tiab] OR injections[tiab] OR Catheters[tiab] OR Catheter[tiab] OR Catheterization[tiab] OR Catheterizations[tiab] OR ("Infusions, Parenteral"[Mesh:NoExp]) OR "Infusions, Intravenous"[Mesh] OR Injections[MeSH] OR Catheterization[MeSH] OR Catheters, Indwelling[MeSH] OR Administration, intravenous[MH]

#6　replacement[Tiab]

#7　#5 AND #6

#8　#3 AND #4 AND #6

#9　"routine replacement"[Tiab]

#10　#4 AND #5 AND #9

#11　#9 OR #10

#12　#11 AND human[MH] AND 1995:2021[EDAT] AND (English[LA] OR Japanese[LA])

医中誌 Web　検索日 2021 年 3 月 12 日
がん関連 KW, 血管外漏出関連 KW, カテーテル・ポート関連 KW, 時間・定期 KW, 末梢静脈
KW, 交換 KW で検索した　92 件

#1　(抗腫瘍剤/TH or 抗がん剤/AL or 抗がん薬/AL or (抗腫瘍剤/TH or 抗腫瘍剤/AL and or 抗がん剤/AL) or (抗腫瘍性抗生物質/TH or 抗腫瘍抗生物質/AL) or (腫瘍多剤併用療法/TH or 混合抗腫瘍剤/AL) or 細胞毒性/TH or 細胞毒性/AL)

#2　(腫瘍/TH or 癌/AL or 癌患者/AL) and 化学療法/AL

#3　#1 or #2

#4　診断物質と治療物質の遊出/TH or 漏出/AL or 血管外漏出/AL or 遊出/AL or 溢出/AL or 過誤/AL or (事故/TH or 事故/AL) or (トラブル/AL or リスク/TH or リスク/AL)

#5　(輸液療法/TH or 輸液/AL) or 血管内投与/AL or (カテーテル/TH or カテーテル/AL) or (静脈内投与/TH or 静脈内投与/AL) or (静脈内注射/TH or 静脈注射/AL or 静脈内注入/TH) or (点滴静脈注/AL or 薬物点滴投与法/AL or 点滴管理/AL or 薬剤投与/AL or 点滴/AL) or 静注/AL or 動注/AL or (血管アクセス器具/TH or ポート/AL) or (注射/TH or 注

射/AL）or（カテーテル法/TH or カテーテル法/AL）or（動脈内投与/TH or 動脈内投与/AL）

#6 （時間/TH or 24 時間/AL or 定期的/AL）

#7 （末梢静脈/AL or カテーテル/AL or ライン/AL）and 交換/AL

#8 #6 or #7

#9 #3 and #4 and #5 and #8

#10 （#10）and（DT=1995:2021 PT= 会議録除く and CK= ヒト）

CQ6

PubMed　検索日 2021 年 4 月 24 日
抗がん剤の KW と血管外漏出で検索した　662 件

#1 Antineoplastic Agents[MH] OR Antineoplastic Agents[Tiab]

#2 Extravasation of Diagnostic and Therapeutic Materials[MH] OR Extravasation[Tiab]

#3 #1 AND #2

#4 #3 AND 1995:2021[EDAT] AND（English[LA] OR Japanese[LA]）

輸液ポンプと血管外漏出で検索　88 件

#1 Infusion pumps[MH] OR infusion pump[Tiab]

#2 Extravasation of Diagnostic and Therapeutic Materials[MH] OR Extravasation[Tiab]

#3 #1 AND #2

#4 "Smart pumps"[Tiab] OR "Smart pump"[Tiab] OR pressurized[Tiab] AND "infusion pump"[Tiab]

#5 #3 OR #4

#6 #5 AND 1995:2021[EDAT] AND（English[LA] OR Japanese[LA]）

医中誌 Web　検索日 2021 年 3 月 10 日
がん関連 KW，カテーテル・ポート関連 KW，血管外漏出関連 KW，輸液ポンプ関連 KW で検索した　119 件

#1 （抗腫瘍剤/TH or 抗がん剤/AL or 抗がん薬/AL or（抗腫瘍剤/TH or 抗腫瘍剤/AL and or 抗がん剤/AL）or（抗腫瘍性抗生物質/TH or 抗腫瘍抗生物質/AL）or（腫瘍多剤併用療法/TH or 混合抗腫瘍剤/AL）or 細胞毒性/TH or 細胞毒性/AL）

#2 （腫瘍/TH or 癌/AL or 癌患者/AL）and 化学療法/AL

#3 #1 or #2

#4 診断物質と治療物質の遊出/TH or 漏出/AL or 血管外漏出/AL or 遊出/AL or 溢出/AL or 過誤/AL or（事故/TH or 事故/AL）or（トラブル/AL or リスク/TH or リスク/AL）

#5 （輸液療法/TH or 輸液/AL）or 血管内投与/AL or（カテーテル/TH or カテーテル/AL）or（静脈内投与/TH or 静脈内投与/AL）or（静脈内注射/TH or 静脈注射/AL or 静脈内注入/TH）or（点滴静脈注/AL or 薬物点滴投与法/AL or 点滴管理/AL or 薬剤投与/AL or 点滴/AL）or 静注/AL or 動注/AL or（血管アクセス器具/TH or ポート/AL）or（注射/TH or 注射/AL）or（カテーテル法/TH or カテーテル法/AL）or（動脈内投与/TH or 動脈内投与/AL）

#6 #4 or #5

#7 （注入器/TH or シリンジポンプ/AL or 輸液ポンプ/AL）

#8 #3 and #6 and #7

#9 （#8）and（DT=1995:2021 and PT= 会議録除く and CK= ヒト）

CQ7

PubMed　検索日 2021 年 7 月 17 日
ホスアプレピタントだけで 169 件であったためそのままとした
なお，そのうち，有害事象，安全性で絞り込むと 125 件であった

#1 　"fosaprepitant" [Supplementary Concept] OR "fosaprepitant" [tiab] OR "fosaprepitant"[tw]
　　　169

医中誌 Web　検索日 2021 年 7 月 17 日
ホスアプレピタントに関する文献は 122 件だったため，そのままとした
なお，そのうち，有害事象，安全性で絞り込むと 97 件であった

#1 　Fosaprepitant/TH or フォサプレピタント/AL or フォサプレピタントジメグルミン/AL or
　　　フォスアプレピタント/AL or プロイメンド/AL or ホサプレピタント/AL or ホスアプレピタ
　　　ント/AL or ホスアプレピタントジメグルミン/AL or ホスアプレピタントメグルミン/AL or
　　　Proemend/AL or Fosaprepitant/AL　　122

CQ8

PubMed　検索日 2021 年 3 月 12 日
がん関連 KW，血管外漏出・注射部位反応関連 KW，カテーテル・ポート関連 KW，逆血で検索し
た　142 件

#1 　Antineoplastic Agents[mh] OR Antibiotics, Antineoplastic[MH] OR Antineoplastic
　　　Agents[PA] OR antitumor[tiab] OR "anti tumor "[tiab] OR antitumour[tiab] OR "anti tumour
　　　"[tiab] OR chemotherapy[tiab] OR chemotherapeutic[tiab] OR "chemo therapeutic"[tiab] OR
　　　antineoplastic[tiab] OR "anti-neoplastic"[tiab] OR anticancer[tiab] OR "anti cancer"[tiab] OR
　　　"Cytotoxins"[MH] OR "Cytotoxins"[PA] OR "Cytostatic Agents"[MH] OR cytotoxic[TIAB]
#2 　neoplasms[MH] OR cancer[Tiab] OR tumor[Tiab] OR tumour[Tiab] OR neoplasm[Tiab] OR
　　　cancers[Tiab] OR tumors[Tiab] OR tumours[Tiab] OR neoplasms[Tiab] OR oncology[Tiab]
#3 　#1 OR #2
#4 　Necrobiotic Disorders[MH] OR Pigmentation Disorders[MH] OR Pruritus[MH] OR Skin
　　　Diseases, Eczematous[MH] OR Skin Diseases, Vascular[MH] OR Skin Ulcer[MH] OR Skin
　　　Manifestations[MH] OR Extravasation of Diagnostic and Therapeutic Materials[MH] OR
　　　Blister[MH] OR Inflammation[MH] OR Varicose Ulcer[MH] OR Necrosis[MH] OR
　　　Phlebitis[Tiab] OR dermatitis[Tiab] OR pigmentation[Tiab] OR Ulcer[Tiab] OR
　　　Extravasation[Tiab] 1
#5 　Infusion[tiab] OR infusions[tiab] OR injection[tiab] OR injections[tiab] OR Catheters[tiab] OR
　　　Catheter[tiab] OR Catheterization[tiab] OR Catheterizations[tiab] OR ("Infusions,
　　　Parenteral"[Mesh:NoExp]) OR "Infusions, Intravenous"[Mesh] OR Injections[MeSH] OR
　　　Catheterization[MeSH] OR Catheters, Indwelling[MeSH] OR Administration,
　　　intravenous[MH]
#6 　#4 OR #5
#7 　（backflow[tiab] AND blood[tiab]）OR（blood[tiab] AND return[tiab]）
#8 　#3 AND #5 AND #7
#9 　#8 AND human[MH] AND 1995:2021[EDAT] AND（English[LA] OR Japanese[LA]）

医中誌 Web　検索日 2021 年 3 月 12 日

V

付録

がん関連 KW，血管外漏出・注射部位反応関連 KW，カテーテル・ポート関連 KW，逆血で検索した　30 件

#1　（抗腫瘍剤/TH or 抗がん剤/AL or 抗がん薬/AL or（抗腫瘍剤/TH or 抗腫瘍剤/AL and or 抗がん剤/AL）or（抗腫瘍性抗生物質/TH or 抗腫瘍抗生物質/AL）or（腫瘍多剤併用療法/TH or 混合抗腫瘍剤/AL）or 細胞毒性/TH or 細胞毒性/AL）

#2　（腫瘍/TH or 癌/AL or 癌患者/AL）and 化学療法/AL

#3　#1 or #2

#4　診断物質と治療物質の遊出/TH or 漏出/AL or 血管外漏出/AL or 遊出/AL or 溢出/AL or 過誤/AL or（事故/TH or 事故/AL）or（トラブル/AL or リスク/TH or リスク/AL）

#5　（輸液療法/TH or 輸液/AL）or 血管内投与/AL or（カテーテル/TH or カテーテル/AL）or（静脈内投与/TH or 静脈内投与/AL）or（静脈内注射/TH or 静脈注射/AL or 静脈内注入/TH）or（点滴静脈注/AL or 薬物点滴投与法/AL or 点滴管理/AL or 薬剤投与/AL or 点滴/AL）or 静注/AL or 動注/AL or（血管アクセス器具/TH or ポート/AL）or（注射/TH or 注射/AL）or（カテーテル法/TH or カテーテル法/AL）or（動脈内投与/TH or 動脈内投与/AL）

#6　#4 OR #5

#7　逆血/AL or（血液/AL and 戻り/AL）or（血液/AL and 逆流/AL）L

#8　#3 and #6 and #7

#9　（#8）and（DT=1995:2021 PT= 会議録除く and CK= ヒト）

CQ9

PubMed　検索日 2021 年 3 月 12 日
がん関連 KW，血管外漏出・注射部位反応関連 KW，カテーテル・ポート関連 KW，血液，薬液吸引で検索した　11 件

#1　Antineoplastic Agents[mh] OR Antibiotics, Antineoplastic[MH] OR Antineoplastic Agents[PA] OR antitumor[tiab] OR "anti tumor "[tiab] OR antitumour[tiab] OR "anti tumour "[tiab] OR chemotherapy[tiab] OR chemotherapeutic[tiab] OR "chemo therapeutic"[tiab] OR antineoplastic[tiab] OR "anti-neoplastic"[tiab] OR anticancer[tiab] OR "anti cancer"[tiab] OR "Cytotoxins"[MH] OR "Cytotoxins"[PA] OR "Cytostatic Agents"[MH] OR cytotoxic[TIAB]

#2　neoplasms[MH] OR cancer[Tiab] OR tumor[Tiab] OR tumour[Tiab] OR neoplasm[Tiab] OR cancers[Tiab] OR tumors[Tiab] OR tumours[Tiab] OR neoplasms[Tiab] OR oncology[Tiab]

#3　#1 OR #2

#4　Necrobiotic Disorders[MH] OR Pigmentation Disorders[MH] OR Pruritus[MH] OR Skin Diseases, Eczematous[MH] OR Skin Diseases, Vascular[MH] OR Skin Ulcer[MH] OR Skin Manifestations[MH] OR Extravasation of Diagnostic and Therapeutic Materials[MH] OR Blister[MH] OR Inflammation[MH] OR Varicose Ulcer[MH] OR Necrosis[MH] OR Phlebitis[Tiab] OR dermatitis[Tiab] OR pigmentation[Tiab] OR Ulcer[Tiab] OR Extravasation[Tiab]

#5　Infusion[tiab] OR infusions[tiab] OR injection[tiab] OR injections[tiab] OR Catheters[tiab] OR Catheter[tiab] OR Catheterization[tiab] OR Catheterizations[tiab] OR ("Infusions, Parenteral"[Mesh:NoExp]) OR "Infusions, Intravenous"[Mesh] OR Injections[MeSH] OR Catheterization[MeSH] OR Catheters, Indwelling[MeSH] OR Administration, intravenous[MH]

#6　#4 OR #5

#7　("Withdraw"[Title/Abstract] AND "venous catheter"[Title/Abstract]) OR （"aspirate"[Title/

Abstract] AND "vesicant"[Title/Abstract]) OR "Vesicant extravasation"[Title/Abstract] OR "Blood suction"[Title/Abstract] OR（"residual"[Title/Abstract] AND "vesicant"[Title/Abstract]）

#8 　#3 AND #6 AND #7

#9 　#8 AND human[MH] AND 1995:2021[EDAT] AND（English[LA] OR Japanese[LA]）

医中誌 Web　検索日 2021 年 3 月 12 日
がん関連 KW，血管外漏出・注射部位反応関連 KW，カテーテル・ポート関連 KW，血液，薬液吸引で検索した　54 件

#1 　（抗腫瘍剤/TH or 抗がん剤/AL or 抗がん薬/AL or（抗腫瘍剤/TH or 抗腫瘍剤/AL and or 抗がん剤/AL）or（抗腫瘍性抗生物質/TH or 抗腫瘍抗生物質/AL）or（腫瘍多剤併用療法/TH or 混合抗腫瘍剤/AL）or 細胞毒性/TH or 細胞毒性/AL）

#2 　（腫瘍/TH or 癌/AL or 癌患者/AL）and 化学療法/AL

#3 　#1 or #2

#4 　診断物質と治療物質の遊出/TH or 漏出/AL or 血管外漏出/AL or 遊出/AL or 溢出/AL or 過誤/AL or（事故/TH or 事故/AL）or（トラブル/AL or リスク/TH or リスク/AL）

#5 　（輸液療法/TH or 輸液/AL）or 血管内投与/AL or（カテーテル/TH or カテーテル/AL）or（静脈内投与/TH or 静脈内投与/AL）or（静脈内注射/TH or 静脈注射/AL or 静脈内注入/TH）or（点滴静脈注/AL or 薬物点滴投与法/AL or 点滴管理/AL or 薬剤投与/AL or 点滴/AL）or 静注/AL or 動注/AL or（血管アクセス器具/TH or ポート/AL）or（注射/TH or 注射/AL）or（カテーテル法/TH or カテーテル法/AL）or（動脈内投与/TH or 動脈内投与/AL）

#6 　#4 OR #5

#7 　（薬液/AL or 血液/AL）and 吸引/AL

#8 　#3 and #6 and #7

#9 　（#8）and（DT=1995:2021 PT= 会議録除く and CK= ヒト）

CQ10a，CQ10b

PubMed　検索日 2021 年 4 月 24 日
がん関連 KW，血管外漏出・注射部位反応関連 KW，冷罨法，ビンカアルカロイド で検索した 272 件

#1 　Antineoplastic Agents[mh] OR Antibiotics, Antineoplastic[MH] OR Antineoplastic Agents[PA] OR antitumor[tiab] OR "anti tumor "[tiab] OR antitumour[tiab] OR "anti tumour "[tiab] OR chemotherapy[tiab] OR chemotherapeutic[tiab] OR "chemo therapeutic"[tiab] OR antineoplastic[tiab] OR "anti-neoplastic"[tiab] OR anticancer[tiab] OR "anti cancer"[tiab] OR "Cytotoxins"[MH] OR "Cytotoxins"[PA] OR "Cytostatic Agents"[MH] OR cytotoxic[TIAB]

#2 　neoplasms[MH] OR cancer[Tiab] OR tumor[Tiab] OR tumour[Tiab] OR neoplasm[Tiab] OR cancers[Tiab] OR tumors[Tiab] OR tumours[Tiab] OR neoplasms[Tiab] OR oncology[Tiab]

#3 　#1 OR #2

#4 　Necrobiotic Disorders[MH] OR Pigmentation Disorders[MH] OR Pruritus[MH] OR Skin Diseases, Eczematous[MH] OR Skin Diseases, Vascular[MH] OR Skin Ulcer[MH] OR Skin Manifestations[MH] OR Extravasation of Diagnostic and Therapeutic Materials[MH] OR Blister[MH] OR Inflammation[MH] OR Varicose Ulcer[MH] OR Necrosis[MH] OR Phlebitis[Tiab] OR dermatitis[Tiab] OR pigmentation[Tiab] OR Ulcer[Tiab] OR Extravasation[Tiab]

#5 "Warm treatments"[tiab] OR "cold treatments"[tiab] OR "ice pack"[tiab] OR "cold application"[tiab] OR "warm pack"[tiab] OR "heat application"[tiab] OR cryotherapy[MH] OR Temperature/therapeutic use[MH] OR Warming[tiab] OR Cooling[tiab]

#6 #3 AND #4 AND #5

#7 Extravasation of Diagnostic and Therapeutic Materials[MH] OR Extravasation[Tiab]

#8 #7 AND #5

#9 Vinorelbine[MH] OR Vincristine[MH] OR Vinblastine[MH] OR Vinca alkaloids[MH] OR Vinorelbine[Tiab] OR Vincristine[Tiab] OR Vinblastine[Tiab] OR "Vinca alkaloid"[Tiab] OR "Vinca alkaloids"[Tiab]

#10 #5 AND #9

#11 #6 OR #8 OR #10

#12 #11 AND human[MH] AND 1995:2021[EDAT] AND（English[LA] OR Japanese[LA]）

医中誌 Web　検索日 2021 年 5 月 13 日
がん関連 KW，血管外漏出 KW，冷罨法，ビンカアルカロイド で検索した　118 件

#1 抗腫瘍剤/TH or 抗がん剤/AL or 抗がん薬/AL or 抗腫瘍剤/AL or 抗腫瘍性抗生物質/TH or 抗腫瘍抗生物質/AL or 腫瘍多剤併用療法/TH or 混腫瘍多剤併用療法/AL or 混合抗腫瘍剤/AL or 危険薬/AL or "Hazardous Drugs"/AL or 細胞毒性/TH or 細胞毒性/AL

#2 （腫瘍/TH or 腫瘍/AL）

#3 #1 or #2

#4 診断物質と治療物質の遊出/TH or 漏出/AL or 血管外漏出/AL or 遊出/AL or 溢出/AL or 過誤/AL or （事故/TH or 事故/AL）or トラブル/AL

#5 （温熱療法/TH or 温熱療法/AL）or 冷却療法/AL or （寒冷療法/TH or 寒冷療法/AL）or （罨法/TH or 罨法/AL）or （加温/TH or 加温/AL）or アイスパック/AL or （（氷/TH or ice/AL）and pack/AL）or （warm/AL and pack/AL）or ホット パック/AL or クー リ ン グ/AL or ウォーミング/AL

#6 #3 and #4 and #5

#7 Vinorelbine/TH or Vinorelbine/AL or ビノレルビン/AL

#8 Vincristine/TH or Vincristine/AL or ビンクリスチン/AL

#9 Vinblastine/TH or Vinblastine/AL or ビンブラスチン/AL

#10 "Vinca Alkaloids"/TH or ビンカアルカロイド/AL

#11 #7 or #8 or #9 or #10

#12 #5 AND #11

#13 #6 or #12

#14 （#6）and （DT=1995:2021 PT= 会議録除く and CK= ヒト）

CQ11

PubMed　検索日 2021 年 3 月 20 日
抗がん剤関連，血管外漏出関連，アントラサイクリン系関連を掛け合わせ，デクスラゾキサンで絞り込み 75 件となった

#1 Antineoplastic Agents[mh] OR Antibiotics, Antineoplastic[MH] OR Antineoplastic Agents[PA] OR antitumor[tiab] OR "anti tumor "[tiab] OR antitumour[tiab] OR "anti tumour "[tiab] OR chemotherapy[tiab] OR chemotherapeutic[tiab] OR "chemo therapeutic"[tiab] OR antineoplastic[tiab] OR "anti-neoplastic"[tiab] OR anticancer[tiab] OR "anti cancer"[tiab] OR "Cytotoxins"[MH] OR "Cytotoxins"[PA] OR "Cytostatic Agents"[MH] OR cytotoxic[TIAB]

1,666,919

#2 （neoplasms[mh] OR cancer[tiab] OR tumor[tiab] OR tumour[tiab] OR neoplasm[tiab] OR cancers[tiab] OR tumors[tiab] OR tumours[tiab] OR neoplasms[tiab] OR oncology[tiab]） 4,350,493

#3 Infusion[tiab] OR infusions[tiab] OR injection[tiab] OR injections[tiab] OR Catheters[tiab] OR Catheter[tiab] OR Catheterization[tiab] OR Catheterizations[tiab] OR "Infusions, Parenteral"[Mesh:NoExp] OR "Infusions, Intravenous"[Mesh] OR Injections[MeSH] OR Catheterization[MeSH] OR Catheters, Indwelling[MeSH] OR Administration, intravenous[MH]　　1,309,118

#4 #1 OR（#2 AND #3）　　1,760,310

#5 "Extravasation of Diagnostic and Therapeutic Materials"[MeSH] OR Extravasation[tiab] OR Extravasations[tiab] OR "Injection Site Reaction"[mesh] OR "Injection Site Reactions"[tiab] OR "Injection Site Reaction"[tiab]　　20,682

#6 "Injection Site Event"[tiab] OR "Injection Site Events"[tiab] OR "Injection Site Adverse Event"[tiab] OR "Injection Site Adverse Events"[tiab]　　52

#7 "Infusion Site Reaction"[tiab] OR "Infusion Site Reactions"[tiab] OR "Infusion Site Adverse Event"[tiab] OR "Infusion Site Adverse Events"[tiab]　　118

#8 #5 OR #6 OR #7　　20,838

#9 phlebitis[tiab] OR dermatitis[tiab] OR pigmentation[tiab] OR necrosis [tiab] OR "Cicatrix"[mh] OR "Dermatitis"[mh] OR "Erythema"[mh]　　496,481

#10 "Necrobiotic Disorders"[mh] OR "Pigmentation Disorders"[mh] OR "Pruritus"[mh] OR "Skin Diseases, Eczematous"[mh] OR "Skin Diseases, Vascular"[mh]　　166,448

#11 "Skin Ulcer"[mh：noexp] OR "Soft Tissue Injuries"[mh] OR "Inflammation"[mh] OR "Blister"[mh] OR "Varicose Ulcer"[mh] OR "Necrosis"[mh:NoExp]　　430,287

#12 "Cicatrix"[tiab] OR "Dermatitis"[tiab] OR "Erythema"[tiab] OR "Pruritus"[tiab] OR "Eczematous"[tiab] OR "Skin Ulcer"[tiab] OR "Soft Tissue Injuries"[tiab] OR "Inflammation"[tiab] OR "Blister"[tiab] OR "Varicose Ulcer"[tiab]　　592,109

#13 #17 OR #18 OR #19 OR #20　　1,302,560

#14 #8 OR #13　　1,318,448

#15 #4 AND #14　　142,100

#16 Anthracyclines[mh] OR Doxorubicin[mh] OR Epirubicin[mh] OR Anthracyclines[tiab] OR Doxorubicin[tiab] OR Epirubicin[tiab] OR Adriamycin[tiab]　　96,386

#17 #15 AND #16　　4,073

#18 Dexrazoxane[mh] OR Dexrazoxane[tiab]　　599

#19 #17 AND #18　　75

医中誌 Web　検索日 2021 年 3 月 22 日
デクスラゾキサン（サビーン）の文献が 70 件と少ないので会議録のみ除外した 49 件を検索した

#1 Dexrazoxane/TH or デクスラゾキサン/AL or サビーン/AL or デキスラゾキサン/AL or デキスラゾクサン/AL　　70

#2 （#1）and（PT＝会議録除く）　　49

CQ12

PubMed　検索日 2021 年 4 月 21 日
抗がん剤関連，血管外漏出関連，ステロイド関連に局所注射関連 KW を掛け合わせ 54 件となった

#1 Antineoplastic Agents[mh] OR Antibiotics, Antineoplastic[MH] OR Antineoplastic Agents[PA] OR antitumor[tiab] OR "anti tumor "[tiab] OR antitumour[tiab] OR "anti tumour "[tiab] OR chemotherapy[tiab] OR chemotherapeutic[tiab] OR "chemo therapeutic"[tiab] OR antineoplastic[tiab] OR "anti-neoplastic"[tiab] OR anticancer[tiab] OR "anti cancer"[tiab] OR "Cytotoxins"[MH] OR "Cytotoxins"[PA] OR "Cytostatic Agents"[MH] OR cytotoxic[TIAB]　1,674,942

#2 neoplasms[mh] OR cancer[tiab] OR tumor[tiab] OR tumour[tiab] OR neoplasm[tiab] OR cancers[tiab] OR tumors[tiab] OR tumours[tiab] OR neoplasms[tiab] OR oncology[tiab]　4,372,067

#3 Infusion[tiab] OR infusions[tiab] OR injection[tiab] OR injections[tiab] OR Catheters[tiab] OR Catheter[tiab] OR Catheterization[tiab] OR Catheterizations[tiab] OR "Infusions, Parenteral"[Mesh:NoExp] OR "Infusions, Intravenous"[Mesh] OR Injections[MeSH] OR Catheterization[MeSH] OR Catheters, Indwelling[MeSH] OR Administration, intravenous[MH]　1,313,103

#4 #1 OR（#2 AND #3）　1,768,656

#5 Extravasation of Diagnostic and Therapeutic Materials[MeSH] OR Extravasation[tiab] OR Extravasations[tiab] OR "Injection Site Reaction"[mesh] OR "Injection Site Reactions"[tiab] OR "Injection Site Reaction"[tiab]　20,778

#6 Injection Site Event[tiab] OR "Injection Site Events"[tiab] OR "Injection Site Adverse Event"[tiab] OR "Injection Site Adverse Events"[tiab]　53

#7 Infusion Site Reaction[tiab] OR "Infusion Site Reactions"[tiab] OR "Infusion Site Adverse Event"[tiab] OR "Infusion Site Adverse Events"[tiab]　119

#8 #5 OR #6 OR #7　20,936

#9 Steroids[mh] OR Steroid[tiab] OR Steroids[tiab] OR Glucocorticoids[PA] OR Glucocorticoids[mh] OR Glucocorticoids[tiab]　1,011,073

#10 Dexamethasone[mh] OR Dexamethasone[tiab] OR Methylfluorprednisolone[tiab] OR Hexadecadrol[tiab] OR Decameth[tiab] OR Decaspray[tiab] OR Dexasone[tiab] OR Dexpak[tiab] OR Maxidex[tiab] OR Millicorten[tiab] OR Oradexon[tiab] OR Decaject[tiab] OR Hexadrol[tiab]　74,127

#11 Betamethasone[mh] OR Betamethasone[tiab] OR Flubenisolone[tiab] OR Betadexamethasone[tiab] OR Celestona[tiab] OR Cellestoderm[tiab] OR Celeston[tiab] OR Celestone[tiab]　9,178

#12 Hydrocortisone[mh] OR Hydrocortisone[tiab] OR Cortisol[tiab] OR Epicortisol[tiab] OR Cortifair[tiab] OR Cortril[tiab]　102,516

#13 Prednisolone[mh] OR Predate[tiab] OR Predonine[tiab] OR "Di-Adreson-F"[tiab] OR "Di Adreson F"[tiab] OR DiAdresonF[tiab]　53,467

#14 Methylprednisolone[mh] OR Methylprednisolone[tiab] OR Metipred[tiab] OR Urbason[tiab] OR Medrol[tiab]　27,815

#15 #9 OR #10 OR #11OR #12 OR #13 OR #14　1,052,933

#16 #4 AND #8 AND #53　296

#17 Injections, Intralesional[mh] OR Injections, Subcutaneous[mh] OR（（local[tiab] OR Intralesional[tiab] OR Subcutaneous[tiab]）AND（Injection[tiab] OR Injections[tiab] OR administration[tiab] OR administrations[tiab]））　146,894

#18 #55 AND #54　54

医中誌 Web　検索日 2021 年 4 月 3 日
抗がん剤関連，血管外漏出関連，ステロイド関連に局所注射関連 KW を掛け合わせ 40 件となった

#1 抗腫瘍剤/TH or 抗がん剤/AL or 抗がん薬/AL or 抗腫瘍剤/AL or 抗腫瘍性抗生物質/TH or 抗腫瘍抗生物質/AL or 腫瘍多剤併用療法/TH or 混腫瘍多剤併用療法/AL or 混合抗腫瘍剤/AL or 危険薬/AL or "Hazardous Drugs"/AL or 細胞毒性/TH or 細胞毒性/AL　　541158

#2 （腫瘍/TH or 癌/AL or 癌患者/AL）and（SH= 薬物療法）　313378

#3 （腫瘍/TH or 癌/AL or 癌患者/AL）and 化学療法/AL　208771

#4 #1 or #2 or #3　688420

#5 診断物質と治療物質の遊出/TH or 血管外漏出/AL or 抗がん剤漏出/AL or 抗癌剤漏出/AL or 抗がん薬漏出/AL or 抗癌薬漏出/AL or 制癌剤漏出/AL or 制がん剤漏出/AL or 注射部位反応/TH or 注射部位反応/AL　3860

#6 （（皮膚疾患/TH or 皮膚障害/AL））and（SH= 化学的誘発）　21752

#7 #5 or #6　25247

#8 #4 and #7　9304

#9 ステロイド/AL or Glucocorticoids/TH or Glucocorticoids/AL or グルココルチコイド/AL or 糖質コルチコイド/AL　194563

#10 Dexamethasone/TH or Dexamethasone/AL or デキサメタゾン/AL or アフタゾロン/AL or アムメタゾン/AL or エースミン/AL or オイラゾン/AL　13248

#11 オイラゾン D/AL or コルソン/AL or サンテゾーン/AL or ダブ M/AL or デカダーム/AL or デカドロン/AL or デキサ/AL or デクタンクリーム/AL　5344

#12 Betamethasone/TH or Betamethasone/AL or ベタメタゾン/AL or コルデール/AL or デルミット/AL or フルベニソロン/AL or ベタデキサメタゾン/AL or ベタメサゾン/AL or ベトネラン/AL or リネステロン/AL or リンデロン/AL　7085

#13 Hydrocortisone/TH or Hydrocortisone/AL or コルチゾール/AL or ヒドロコルチゾン/AL or コーチゾール/AL or コートリル/AL or コルチソール/AL or コルチソル/AL or コルチゾル/AL or ハイドロコルチゾン/AL　14806

#14 デルゾン/AL or ビスオ DS/AL or フルメプレドニゾロン/AL or ヘキサデカドロール/AL or マキシデックス/AL or ミタゾーン/AL or レナデックス/AL　2

#15 Prednisolone/TH or Prednisolone/AL or プレドニゾロン/AL or コーデルコートン TBA/AL or コデルコートン/AL or シエリゾロン/AL or デルポ PD/AL or ドニソロン/AL or ビスオ/AL or プレドニソロン/AL or プレドニン/AL or プレドハン/AL or プレロン/AL　81555

#16 Methylprednisolone/TH or Methylprednisolone/AL or ウルバソン/AL or メチルプレドニソロン/AL or メドロール/AL　21971

#17 #9 or #10 or #11 or #12 or #13 or #14 or #15 or #16　206125

#18 #8 and #17　1845

#19 病巣内投与/TH or 局所注射/AL or 病巣内注射/AL or 病巣内注入/AL or 局注/AL or 局所投与/AL　14272

#20 #18 and #19　40

CQ13

PubMed　検索日 2021 年 4 月 21 日
抗がん剤，血管外漏出，皮膚障害に関する KW を掛け合わせ，ステロイドと指定された個々の薬剤名で掛け合わせた 453 件を検索した
なお，軟膏に関する KW を入れると 10 件のみであった

#1 Antineoplastic Agents[mh] OR Antibiotics, Antineoplastic[MH] OR Antineoplastic Agents[PA] OR antitumor[tiab] OR "anti tumor "[tiab] OR antitumour[tiab] OR "anti tumour "[tiab] OR chemotherapy[tiab] OR chemotherapeutic[tiab] OR "chemo therapeutic"[tiab] OR antineoplastic[tiab] OR "anti-neoplastic"[tiab] OR anticancer[tiab] OR "anti cancer"[tiab] OR

"Cytotoxins"[MH] OR "Cytotoxins"[PA] OR "Cytostatic Agents"[MH] OR cytotoxic[TIAB]
1,674,942

#2   neoplasms[mh] OR cancer[tiab] OR tumor[tiab] OR tumour[tiab] OR neoplasm[tiab] OR
cancers[tiab] OR tumors[tiab] OR tumours[tiab] OR neoplasms[tiab] OR oncology[tiab]
4,372,067

#3   Infusion[tiab] OR infusions[tiab] OR injection[tiab] OR injections[tiab] OR Catheters[tiab] OR
Catheter[tiab] OR Catheterization[tiab] OR Catheterizations[tiab] OR "Infusions,
Parenteral"[Mesh:NoExp] OR "Infusions, Intravenous"[Mesh] OR Injections[MeSH] OR
Catheterization[MeSH] OR Catheters, Indwelling[MeSH] OR Administration,
intravenous[MH]   1,313,103

#4   #1 OR（#2 AND #3）   1,768,656

#5   Extravasation of Diagnostic and Therapeutic Materials[MeSH] OR Extravasation[tiab] OR
Extravasations[tiab] OR "Injection Site Reaction"[mesh] OR "Injection Site Reactions"[tiab]
OR "Injection Site Reaction"[tiab]   20,778

#6   Injection Site Event[tiab] OR "Injection Site Events"[tiab] OR "Injection Site Adverse
Event"[tiab] OR "Injection Site Adverse Events"[tiab]   53

#7   Infusion Site Reaction[tiab] OR "Infusion Site Reactions"[tiab] OR "Infusion Site Adverse
Event"[tiab] OR "Infusion Site Adverse Events"[tiab]   119

#8   #5 OR #6 OR #7   20,936

#9   ("Skin Diseases" [MeSH：noexp] OR "Cicatrix" [MeSH] OR "Dermatitis" [MeSH] OR
"Erythema" [MeSH] OR "Necrobiotic Disorders" [MeSH] OR "Pruritus" [MeSH] OR "Skin
Diseases, Eczematous" [MeSH] OR "Skin Diseases, Vascular" [MeSH] OR "Skin Ulcer"
[MeSH：noexp] OR "Soft Tissue Injuries" [MeSH] OR "Inflammation" [MeSH] OR
"Blister" [MeSH] OR "Varicose Ulcer" [MeSH] OR "Necrosis" [MeSH]) NOT ("tumor
necrosis factor"[tw] OR TNF[tw])   899,652

#10   ("Skin Diseases" [tiab] OR "Cicatrix" [tiab] OR "Dermatitis" [tiab] OR "Erythema" [tiab]
OR "Necrobiotic" [tiab] OR "Pruritus" [tiab] OR Eczematous [tiab] OR "Skin Ulcer" [tiab]
OR "Soft Tissue Injuries" [tiab] OR "Inflammation" [tiab] OR "Blister" [tiab] OR "Varicose
Ulcer" [tiab]) NOT ("tumor necrosis factor"[tw] OR TNF[tw])   549,474

#11   (phlebitis[tiab] OR dermatitis[tiab] OR rythema[tiab] OR infiltrate[tiab] OR infiltration[tiab]
OR "tissue damage"[tiab] OR necrosis[tiab]) NOT ("tumor necrosis factor"[tw] OR TNF[tw])
376,362

#12   #9 OR #10 OR #11   1,486,297

#13   Steroids[mh] OR Steroid[tiab] OR Steroids[tiab] OR Glucocorticoids[PA] OR
Glucocorticoids[mh] OR Glucocorticoids[tiab]   1,011,073

#14   Clobetasol[mh] Clobetasol[tiab] OR Clofenazon[tiab] OR Clobex[tiab] OR OLUX[tiab] OR
Dermovate[tiab] OR Embeline[tiab] OR Temovate[tiab]   718

#15   diflorasone [NM] OR diflorasone[tiab] OR Florone[tiab] OR Psorcon[tiab] OR Maxiflor[tiab]
50

#16   Betamethasone[mh] OR Betamethasone[tiab] OR Flubenisolone[tiab] OR
Betadexamethasone[tiab] OR Celestona[tiab] OR Celeston[tiab] OR Celestone[tiab]   9,178

#17   difluprednate[NM] OR difluprednate[tiab] OR Epitopic[tiab]   882

#18   Fluocinonide[mh] OR Fluocinonide[tiab] OR Fluocinolone [tiab] OR Fluocinolide[tiab] OR
Lidex[tiab] OR Topsyne[tiab] OR Topsym[tiab] OR Topsyn[tiab] OR Metosyn[tiab]   1,190

#19   Diflucortolone[mh] OR Diflucortolone[tiab]   137

#20   amcinonide[NM] OR amcinonide[tiab] OR Amciderm[tiab] OR Cyclocort[tiab]   51

#21   Hydrocortisone[mh] OR Hydrocortisone[tiab] OR Cortisol[tiab] OR Epicortisol[tiab] OR

Cortril[tiab]　　102,516

#22　"Mometasone Furoate"[mh] OR "Mometasone Furoate"[tiab] OR Nasonex[tiab] OR Asmanex[tiab] OR Elocon[tiab] OR Mometasone[tiab]　　1,202

#23　Dexamethasone[mh] OR Dexamethasone[tiab] OR Methylfluorprednisolone[tiab] OR Hexadecadrol[tiab] OR Decameth[tiab] OR Decaspray[tiab] OR Dexasone[tiab] OR Dexpak[tiab] OR Maxidex[tiab] OR Millicorten[tiab] OR Oradexon[tiab] OR Decaject[tiab] OR Hexadrol[tiab]　　74,127

#24　Beclomethasone[mh] OR Beclometasone[tiab] OR Beclamet[tiab] OR Beclocort[tiab] OR Beclomet[tiab]　　3,110

#25　"Beclomethasone Dipropionate"[tiab] OR Sanasthmax[tiab] OR Beclovent[tiab] OR Beconase[tiab] OR Becloforte[tiab]　　1,945

#26　Becodisk[tiab] OR Becodisks[tiab] OR Propaderm[tiab] OR Becotide[tiab] OR Sanasthmyl[tiab] OR Beconase AQ[tiab]　　71

#27　Qvar[tiab] OR Beclazone[tiab] OR Ventolair[tiab] OR Prolair[tiab] OR Filair[tiab]　　92

#28　Aerobec[tiab] OR Respocort[tiab] OR Vancenase[tiab] OR Vanceril[tiab] OR Aldecin[tiab]　　33

#29　fluocinolone[NM] OR fluocinolone[tiab]　　925

#30　#13 OR #14 OR #15 OR #16 OR #17 OR #18 OR #19　　1,013,029

#31　#20 OR #21 OR #22 OR #23 OR #24 OR #25 OR #26 OR #27 OR #28 OR #29　　171,652

#32　#30 OR #31　　1,047,577

#33　#4 AND（#8 OR #12）　　122,329

#34　#33 AND #32　　21,001

#35　Ointments[mh] OR Ointment[tiab] OR Ointments[tiab] OR Unguents[tiab] OR Unguents[tiab] OR Salve[tiab] OR Salves[tiab] OR Pastes[tiab] OR Paste[tiab] OR Cream[tiab] OR lotion[tiab]　　46,999

#36　Administration, Cutaneous[mh] OR "Skin Drug"[tiab] OR "Cutaneous Administration"[tiab]　　22,859

#37　#35 OR #36　　67,412

#38　#34 AND #37　　453

医中誌 Web　検索日 2021 年 3 月 29 日
抗がん剤，血管外漏出，皮膚障害に関する KW を掛け合わせ，ステロイドと指定された個々の薬剤名で掛け合わせた 1,889 件を検索した

#1　抗腫瘍剤/TH or 抗がん剤/AL or 抗がん薬/AL or 抗腫瘍剤/AL or 抗腫瘍性抗生物質/TH or 抗腫瘍抗生物質/AL or 腫瘍多剤併用療法/TH or 混腫瘍多剤併用療法/AL or 混合抗腫瘍剤/AL or 危険薬/AL or "Hazardous Drugs"/AL or 細胞毒性/TH or 細胞毒性/AL　　539802

#2　（腫瘍/TH or 癌/AL or 癌患者/AL）and（SH= 薬物療法）　　312215

#3　（腫瘍/TH or 癌/AL or 癌患者/AL）and 化学療法/AL　　208296

#4　#1 or #2 or #3　　686713

#5　診断物質と治療物質の遊出/TH or 漏出/AL or 血管外漏出/AL or 遊出/AL or 溢出/AL or 過誤/AL or（事故/TH or 事故/AL）or トラブル/AL or リスク/TH or リスク/AL　　435320

#6　注射部位反応/TH or 注射部位反応/AL or 注射部位疼痛/AL or 注射部位有害/AL　　276

#7　#5 or #6　　435454

#8　ステロイド/AL or Glucocorticoids/TH or Glucocorticoids/AL or グルココルチコイド/AL or 糖質コルチコイド/AL　　194256

#9　Clobetasol/TH or Clobetasol/AL or クロベタゾール/AL or エンチフルゾン/AL or グリジール/AL or コムクロ/AL or ソルベガ/AL or デルスパート/AL or デルトピカ/AL or デルモベート/AL or プロピオン酸クロベタゾール/AL or マイアロン/AL or マハディ/AL or ワイズダム/AL　　1044

#10　Diflorasone/TH or Diflorasone/AL or ジフロラゾン/AL or アナミドール/AL or カイノチーム/AL or コロニゲン/AL or サコール/AL or ジフラール/AL or ダイアコート/AL or テオロップ/AL or デリゼラン/AL　　256

#11　Betamethasone/TH or ベタメタゾン/AL or コルデール/AL or デルミット/AL or フルベニソロン/AL or ベタデキサメタゾン/AL or ベタメサゾン/AL or ベトネラン/AL or リネステロン/AL or リンデロン/AL　　6692

#12　Difluprednate/TH or Difluprednate/AL or ジフルプレドナート/AL or サイベース/AL or スチブロン/AL or ソロミー/AL or フルナート/AL or プラパスタ/AL or マイザー/AL　　570

#13　Fluocinonide/TH or Fluocinonide/AL or フルオシノニド/AL or エトナリン/AL or グリコベース/AL or シマロン/AL or ソルニム/AL or トプシム/AL or トラッペン/AL or ハケロン/AL or ビスコザール/AL or フルオシノリド/AL or ベスタゾン/AL or メドレキシム/AL or ルーフル/AL　　224

#14　Diflucortolone/TH or Diflucortolone/AL or ジフルコルトロン/AL or アフゾナ/AL or アルゾナ/AL or テクスメテン/AL or ネリゾナ/AL or ユートロン/AL　　309

#15　Amcinonide/TH or Amcinonide/AL or アムシノニド/AL or クーペ AM/AL or ビスダーム/AL　　109

#16　Hydrocortisone/TH or Hydrocortisone/AL or コルチゾール/AL or ヒドロコルチゾン/AL or コーチゾール/AL or コートリル/AL or コルチソール/AL or コルチソル/AL or コルチゾル/AL or ハイドロコルチゾン/AL　　14787

#17　Mometasone/TH or Mometasone/AL or モメタゾン/AL or アズマネックス/AL or ナゾネックス/AL or フルメタ/AL or マイセラ/AL or モメタゾンフロアート/AL　　455

#18　Dexamethasone/AL or デキサメタゾン/AL or アフタゾロン/AL or アムメタゾン/AL or エースミン/AL or オイラゾン/AL　　13218

#19　オイラゾン D/AL or コルソン/AL or サンテゾーン/AL or ダブ M/AL or デカダーム/AL or デカドロン/AL or デキサ/AL or デクタンクリーム/AL　　5341

#20　デルゾン/AL or ビスオ DS/AL or フルメプレドニゾロン/AL or ヘキサデカドロール/AL or マキシデックス/AL or ミタゾーン/AL or レナデックス/AL　　2

#21　Beclomethasone/TH and Beclomethasone/AL or アルデシン/AL or アルベゾン/AL or アルロイヤー/AL or (Beclomethasone/TH or エスペタット AQ/AL) and キュバール/AL or サルコート/AL or ジプロピオン酸ベクロメタゾン/AL　　86

#22　タウナス/AL or デーエム/AL or ナイスピー/AL or ナナドラ/AL or ニプロピオン酸ベクロメタゾン/AL or パラナイン/AL or プロパデルム/AL or プロピオン酸ベクロメタゾン/AL or ベクラシン/AL　　227

#23　ベクラゾン/AL or ベクローゼ/AL or ベクロメサゾン/AL or ベクロメタソン/AL or ベコタイド/AL or ベコナーゼ/AL or ペンブリン/AL or マイリー/AL　　251

#24　"Fluocinolone Acetonide-Neomycin"/TH and "Fluocinolone Acetonide-Neomycin"/AL or "fluocinolone"/AL or デルモラン F/AL or " フルオシノロンアセトニド "/AL or " フルオシノロン "/AL or フルコート F/AL　　116

#25　Deprodone/TH or Deprodone/AL or デプロドン/AL or アロミドン/AL or エクラー/AL or デプロドンプロピオナート/AL or デプロドンプロピオン酸エステル/AL or プロピオン酸デプロドン/AL　　54

#26　#9 or #10 or #11 or #12 or #13 or #14 or #15 or #16 or #17 or #18 or #19 or #20 or #21 or #22 or #23 or #24 or #25　　36165

#27 #8 or #26　　199972

#28 軟膏剤/TH or 軟膏/AL or 軟膏薬/AL or クリーム/AL or 皮膚作用剤/TH or 皮膚作用剤/AL or 外皮用剤/AL or 皮膚外用剤/AL or 経皮投与/AL or 皮膚外用薬/AL　　246063

#29 #4 and #7 and #27 and #28　　2252

#30 (#29) and (PT＝会議録除く)　　1889

CQ13（2回目）

PubMed　検索日 2021 年 4 月 21 日

抗がん剤，血管外漏出，皮膚障害に関する KW を掛け合わせ，ステロイドで掛け合わせた 294 件を検索した

#1 Antineoplastic Agents[mh] OR Antibiotics, Antineoplastic[MH] OR Antineoplastic Agents[PA] OR antitumor[tiab] OR "anti tumor "[tiab] OR antitumour[tiab] OR "anti tumour "[tiab] OR chemotherapy[tiab] OR chemotherapeutic[tiab] OR "chemo therapeutic"[tiab] OR antineoplastic[tiab] OR "anti-neoplastic"[tiab] OR anticancer[tiab] OR "anti cancer"[tiab] OR "Cytotoxins"[MH] OR "Cytotoxins"[PA] OR "Cytostatic Agents"[MH] OR cytotoxic[TIAB] 1,674,942

#2 neoplasms[mh] OR cancer[tiab] OR tumor[tiab] OR tumour[tiab] OR neoplasm[tiab] OR cancers[tiab] OR tumors[tiab] OR tumours[tiab] OR neoplasms[tiab] OR oncology[tiab] 4,372,067

#3 Infusion[tiab] OR infusions[tiab] OR injection[tiab] OR injections[tiab] OR Catheters[tiab] OR Catheter[tiab] OR Catheterization[tiab] OR Catheterizations[tiab] OR "Infusions, Parenteral"[Mesh:NoExp] OR "Infusions, Intravenous"[Mesh] OR Injections[MeSH] OR Catheterization[MeSH] OR Catheters, Indwelling[MeSH] OR Administration, intravenous[MH] 1,313,103

#4 #1 OR (#2 AND #3) 1,768,656

#5 Extravasation of Diagnostic and Therapeutic Materials[MeSH] OR Extravasation[tiab] OR Extravasations[tiab] OR "Injection Site Reaction"[mesh] OR "Injection Site Reactions"[tiab] OR "Injection Site Reaction"[tiab] 20,778

#6 Injection Site Event[tiab] OR "Injection Site Events"[tiab] OR "Injection Site Adverse Event"[tiab] OR "Injection Site Adverse Events"[tiab] 53

#7 Infusion Site Reaction[tiab] OR "Infusion Site Reactions"[tiab] OR "Infusion Site Adverse Event"[tiab] OR "Infusion Site Adverse Events"[tiab] 119

#8 #5 OR #6 OR #7 20,936

#13 Steroids[mh] OR Steroid[tiab] OR Steroids[tiab] OR Glucocorticoids[PA] OR Glucocorticoids[mh] OR Glucocorticoids[tiab] 1,011,073

#14 Clobetasol[mh] Clobetasol[tiab] OR Clofenazon[tiab] OR Clobex[tiab] OR OLUX[tiab] OR Dermovate[tiab] OR Embeline[tiab] OR Temovate[tiab] 718

#15 diflorasone [NM] OR diflorasone[tiab] OR Florone[tiab] OR Psorcon[tiab] OR Maxiflor[tiab] 50

#16 Betamethasone[mh] OR Betamethasone[tiab] OR Flubenisolone[tiab] OR Betadexamethasone[tiab] OR Celestona[tiab] OR Celeston[tiab] OR Celestone[tiab] 9,178

#17 difluprednate[NM] OR difluprednate[tiab] OR Epitopic[tiab] 882

#18 Fluocinonide[mh] OR Fluocinonide[tiab] OR Fluocinolone [tiab] OR Fluocinolide[tiab] OR Lidex[tiab] OR Topsyne[tiab] OR Topsym[tiab] OR Topsyn[tiab] OR Metosyn[tiab] 1,190

#19 Diflucortolone[mh] OR Diflucortolone[tiab] 137

#20 amcinonide[NM] OR amcinonide[tiab] OR Amciderm[tiab] OR Cyclocort[tiab] 51

#21 Hydrocortisone[mh] OR Hydrocortisone[tiab] OR Cortisol[tiab] OR Epicortisol[tiab] OR Cortril[tiab]　　102,516

#22 "Mometasone Furoate"[mh] OR "Mometasone Furoate"[tiab] OR Nasonex[tiab] OR Asmanex[tiab] OR Elocon[tiab] OR Mometasone[tiab]　　1,202

#23 Dexamethasone[mh] OR Dexamethasone[tiab] OR Methylfluorprednisolone[tiab] OR Hexadecadrol[tiab] OR Decameth[tiab] OR Decaspray[tiab] OR Dexasone[tiab] OR Dexpak[tiab] OR Maxidex[tiab] OR Millicorten[tiab] OR Oradexon[tiab] OR Decaject[tiab] OR Hexadrol[tiab]　　74,127

#24 Beclomethasone[mh] OR Beclometasone[tiab] OR Beclamet[tiab] OR Beclocort[tiab] OR Beclomet[tiab]　　3,110

#25 "Beclomethasone Dipropionate"[tiab] OR Sanasthmax[tiab] OR Beclovent[tiab] OR Beconase[tiab] OR Becloforte[tiab]　　1,945

#26 Becodisk[tiab] OR Becodisks[tiab] OR Propaderm[tiab] OR Becotide[tiab] OR Sanasthmyl[tiab] OR Beconase AQ[tiab]　　71

#27 Qvar[tiab] OR Beclazone[tiab] OR Ventolair[tiab] OR Prolair[tiab] OR Filair[tiab]　　92

#28 Aerobec[tiab] OR Respocort[tiab] OR Vancenase[tiab] OR Vanceril[tiab] OR Aldecin[tiab]　　33

#29 fluocinolone[NM] OR fluocinolone[tiab]　　925

#30 #13 OR #14 OR #15 OR #16 OR #17 OR #18 OR #19　　1,013,029

#31 #20 OR #21 OR #22 OR #23 OR #24 OR #25 OR #26 OR #27 OR #28 OR #29　　171,652

#32 #30 OR #31　　1,047,577

#33 Ointments[mh] OR Ointment[tiab] OR Ointments[tiab] OR Unguents[tiab] OR Unguents[tiab] OR Salve[tiab] OR Salves[tiab] OR Pastes[tiab] OR Paste[tiab] OR Cream[tiab] OR lotion[tiab]　　46,999

#34 Administration, Cutaneous[mh] OR "Skin Drug"[tiab] OR "Cutaneous Administration"[tiab]　　22,859

#35 #33 OR #34　　67,412

#36 #4 AND #8 AND #32　　294

医中誌 Web　検索日 2021 年 3 月 29 日
抗がん剤，血管外漏出，皮膚障害に関する KW を掛け合わせ，ステロイドと指定された個々の薬剤名で掛け合わせた 1,889 件を検索した

#1 抗腫瘍剤/TH or 抗がん剤/AL or 抗がん薬/AL or 抗腫瘍剤/AL or 抗腫瘍性抗生物質/TH or 抗腫瘍抗生物質/AL or 腫瘍多剤併用療法/TH or 混腫瘍多剤併用療法/AL or 混合抗腫瘍剤/AL or 危険薬/AL or "Hazardous Drugs"/AL or 細胞毒性/TH or 細胞毒性/AL　　539802

#2 (腫瘍/TH or 癌/AL or 癌患者/AL) and (SH＝薬物療法)　　312215

#3 (腫瘍/TH or 癌/AL or 癌患者/AL) and 化学療法/AL　　208296

#4 #1 or #2 or #3　　686713

#5 診断物質と治療物質の遊出/TH or 漏出/AL or 血管外漏出/AL or 遊出/AL or 溢出/AL or 過誤/AL or (事故/TH or 事故/AL) or トラブル/AL or リスク/TH or リスク/AL　　435320

#6 注射部位反応/TH or 注射部位反応/AL or 注射部位疼痛/AL or 注射部位有害/AL　　276

#7 #5 or #6　　435454

#8 ステロイド/AL or Glucocorticoids/TH or Glucocorticoids/AL or グルココルチコイド/AL or 糖質コルチコイド/AL　　194256

#9 Clobetasol/TH or Clobetasol/AL or クロベタゾール/AL or エンチフルゾン/AL or グリジー

ル/AL or コムクロ/AL or ソルベガ/AL or デルスパート/AL or デルトピカ/AL or デルモ
ベート/AL or プロピオン酸クロベタゾール/AL or マイアロン/AL or マハディ/AL or ワイ
ズダム/AL　　1044

#10　Diflorasone/TH or Diflorasone/AL or ジフロラゾン/AL or アナミドール/AL or カイノチー
　　　ム/AL or コロニゲン/AL or サコール/AL or ジフラール/AL or ダイアコート/AL or テオ
　　　ロップ/AL or デリゼラン/AL　　256

#11　Betamethasone/TH or ベタメタゾン/AL or コルデール/AL or デルミット/AL or フルベニ
　　　ソロン/AL or ベタデキサメタゾン/AL or ベタメサゾン/AL or ベトネラン/AL or リネステ
　　　ロン/AL or リンデロン/AL　　6692

#12　Difluprednate/TH or Difluprednate/AL or ジフルプレドナート/AL or サイベース/AL or ス
　　　チブロン/AL or ソロミー/AL or フルナート/AL or プラパスタ/AL or マイザー/AL　　570

#13　Fluocinonide/TH or Fluocinonide/AL or フルオシノニド/AL or エトナリン/AL or グリコ
　　　ベース/AL or シマロン/AL or ソルニム/AL or トプシム/AL or トラッペン/AL or ハケロ
　　　ン/AL or ビスコザール/AL or フルオシノリド/AL or ベスタゾン/AL or メドレキシム/AL
　　　or ルーフル/AL　　224

#14　Diflucortolone/TH or Diflucortolone/AL or ジフルコルトロン/AL or アフゾナ/AL or アル
　　　ゾナ/AL or テクスメテン/AL or ネリゾナ/AL or ユートロン/AL　　309

#15　Amcinonide/TH or Amcinonide/AL or アムシノニド/AL or クーペ AM/AL or ビスダーム/
　　　AL　　109

#16　Hydrocortisone/TH or Hydrocortisone/AL or コルチゾール/AL or ヒドロコルチゾン/AL
　　　or コーチゾール/AL or コートリル/AL or コルチソール/AL or コルチソル/AL or コルチゾ
　　　ル/AL or ハイドロコルチゾン/AL　　14787

#17　Mometasone/TH or Mometasone/AL or モメタゾン/AL or アズマネックス/AL or ナゾネッ
　　　クス/AL or フルメタ/AL or マイセラ/AL or モメタソンフロアート/AL　　455

#18　Dexamethasone/AL or デキサメタゾン/AL or アフタゾロン/AL or アムメタゾン/AL or
　　　エースミン/AL or オイラゾン/AL　　13218

#19　オイラゾン D/AL or コルソン/AL or サンテゾーン/AL or ダブ M/AL or デカダーム/AL or
　　　デカドロン/AL or デキサ/AL or デクタンクリーム/AL　　5341

#20　デルゾン/AL or ビスオ DS/AL or フルメプレドニゾロン/AL or ヘキサデカドロール/AL or
　　　マキシデックス/AL or ミタゾーン/AL or レナデックス/AL　　2

#21　Beclomethasone/TH and Beclomethasone/AL or アルデシン/AL or アルベゾン/AL or アル
　　　ロイヤー/AL or（Beclomethasone/TH or エスペタット AQ/AL）and キュバール/AL or サ
　　　ルコート/AL or ジプロピオン酸ベクロメタゾン/AL　　86

#22　タウナス/AL or デーエム/AL or ナイスピー/AL or ナナドラ/AL or ニプロピオン酸ベクロ
　　　メタゾン/AL or パラナイン/AL or プロパデルム/AL or プロピオン酸ベクロメタゾン/AL
　　　or ベクラシン/AL　　227

#23　ベクラゾン/AL or ベクローゼ/AL or ベクロメサゾン/AL or ベクロメタソン/AL or ベコタ
　　　イド/AL or ベコナーゼ/AL or ペンブリン/AL or マイリー/AL　　251

#24　"Fluocinolone Acetonide-Neomycin"/TH and "Fluocinolone Acetonide-Neomycin"/AL or
　　　"fluocinolone"/AL or デルモラン F/AL or " フルオシノロンアセトニド "/AL or " フルオシノ
　　　ロン "/AL or フルコート F/AL　　116

#25　Deprodone/TH or Deprodone/AL or デプロドン/AL or アロミドン/AL or エクラー/AL or
　　　デプロドンプロピオナート/AL or デプロドンプロピオン酸エステル/AL or プロピオン酸デ
　　　プロドン/AL　　54

#26　#9 or #10 or #11 or #12 or #13 or #14 or #15 or #16 or #17 or #18 or #19 or #20 or #21
　　　or #22 or #23 or #24 or #25　　36165

#27　#8 or #26　　199972

#28　軟膏剤/TH or 軟膏/AL or 軟膏薬/AL or クリーム/AL or 皮膚作用剤/TH or 皮膚作用剤/
　　　AL or 外皮用剤/AL or 皮膚外用剤/AL or 経皮投与/AL or 皮膚外用薬/AL　　246063

#29　#4 and #7 and #27 and #28　　2252

#30　（#29）and（PT＝会議録除く）　　1889

CQ14

PubMed　検索日 2021 年 3 月 19 日

抗がん剤，血管外漏出，外科治療に関する KW を掛け合わせた 194 件と，抗がん剤を含まない血管
外漏出の外科処置の文献 269 件 の合計 463 件を検索した

#1　Extravasation of Diagnostic and Therapeutic Materials/surgery[majr]　　53

#2　extravasation[ti] OR Extravasations[ti] OR Extravasation of Diagnostic and Therapeutic
　　Materials/therapy[majr]　　2,965

#3　injuries[tiab] OR injury[tiab] OR "Tissue damage"[tiab] OR "Soft Tissue Injuries"[MeSH] OR
　　"Skin Ulcer"[majr：noexp] OR Ulcer[tiab]　　951,108

#4　"Necrosis"[majr:NoExp] OR necrosis[tiab] OR Necrobiotic[tiab] OR Necrobiosis[tiab] OR
　　Necrobioses[tiab]　　296,674

#5　#3 OR #4　　1,207,918

#6　treat*[tiab] OR surgical[tiab] OR sugery[tiab] OR Management[tiab] OR Reconstrac*[tiab] OR
　　"skin graft"[tiab] OR "skin grafting"[tiab] OR "skin graftings"[tiab] OR "reconstruction"[tiab]
　　OR "reconstructions"[tiab]　　6,925,465

#7　Debridement[mh] OR Debridement[tiab] OR Debridements[tiab] OR Dermatologic Surgical
　　Procedures[mesh]　　85,296

#8　#6 OR #7　　7,107,582

#9　#2 AND #5 AND #8　　436

#10　#9 OR #1　　463

#11　Antineoplastic Agents[mh] OR Antibiotics, Antineoplastic[MH] OR Antineoplastic
　　Agents[PA] OR antitumor[tiab] OR "anti tumor "[tiab] OR antitumour[tiab] OR "anti tumour
　　"[tiab] OR chemotherapy[tiab] OR chemotherapeutic[tiab] OR "chemo therapeutic"[tiab] OR
　　antineoplastic[tiab] OR "anti-neoplastic"[tiab] OR anticancer[tiab] OR "anti cancer"[tiab] OR
　　"Cytotoxins"[MH] OR "Cytotoxins"[PA] OR "Cytostatic Agents"[MH] OR cytotoxic[TIAB]
　　1,666,628

#12　（neoplasms[mh] OR cancer[tiab] OR tumor[tiab] OR tumour[tiab] OR neoplasm[tiab] OR
　　cancers[tiab] OR tumors[tiab] OR tumours[tiab] OR neoplasms[tiab] OR oncology[tiab]）
　　4,349,730

#13　Infusion[tiab] OR infusions[tiab] OR injection[tiab] OR injections[tiab] OR Catheters[tiab] OR
　　Catheter[tiab] OR Catheterization[tiab] OR Catheterizations[tiab] OR "Infusions,
　　Parenteral"[Mesh:NoExp] OR "Infusions, Intravenous"[Mesh] OR Injections[MeSH] OR
　　Catheterization[MeSH] OR Catheters, Indwelling[MeSH] OR Administration,
　　intravenous[MH]　　1,308,937

#14　#11 OR（#12 AND #13）　　1,759,995

#15　#10 AND #14　　194

#16　#10 NOT #15　　269

#17　"Cochrane Database Syst Rev"[TA] OR "Meta-Analysis"[PT] OR "Practice Guideline"[PT] OR
　　"Guideline"[PT] OR "Guidelines as Topic"[MH] OR meta-analysis[TIAB] OR
　　metaanalysis[TIAB] OR guideline*[TI] OR "systematic review"[pt] OR "systematic
　　review*"[TIAB] OR Systematic Reviews as Topic[mh] OR Meta-Analysis as Topic[mh] OR

Randomized Controlled Trials as Topic[mh] OR Randomized Controlled Trial[PT] OR "randomised"[ti] OR "randomized"[ti] OR "Clinical Trials as Topic"[Mesh] OR "Clinical Trial"[PT] OR "clinical trial"[ti] OR "clinical trials"[ti] OR "clinical study"[ti] OR "clinical studies"[ti] OR "controlled trial"[ti] OR "controlled trials"[ti] OR "controlled study"[ti] OR "controlled studies"[ti]　1,719,547

#18　#16 AND #17　24
#19　#16 NOT #18　245

医中誌 Web　検索日 2021 年 4 月 3 日
指定された薬剤，血管外漏出関連，潰瘍関連を掛け合わせた 46 件と，抗がん剤，血管外漏出関連，潰瘍関連を掛け合わせた 93 件，指定薬剤と抗がん剤，血管外漏出関連，デブリードマン関連を掛け合わせた 25 件，の合計 164 件を検索した

#1　Anthracyclines/TH or アントラサイクリン/AL or Anthracyclines/TH and Anthracycline/AL or アンスラサイクリン/AL　2392
#2　Doxorubicin/TH or Doxorubicin/AL or Adriamycin/AL or アドリアマイシン/AL or ドキソルビシン/AL or アドリアシン/AL　28889
#3　Daunorubicin/TH or Daunorubicin/AL or Daunomycin/AL or ダウノマイシン/AL or ダウノルビシン/AL or ルビドマイシン/AL or ルボマイシン/AL　28424
#4　Epirubicin/TH or Epirubicin/AL or エピルビシン/AL or エピアドリアマイシン/AL or エピドキソルビシン/AL or ピドルビシン/AL or ファルモルビシン/AL　4465
#5　Aclarubicin/TH or Aclarubicin/AL or アクラシノマイシン/AL or アクラルビシン/AL or アクラシノン/AL or アクラビノン/AL　873
#6　Idarubicin/TH or Idarubicin/AL or イダルビシン/AL or イダマイシン/AL　774
#7　（Pirarubicin/TH or ピラルビシン/AL）and Pirarubicin/TH or Pirarubicin/AL or ピラルビシン/AL or テラルビシン/AL or ピノルビン/AL　2591
#8　Amrubicin/TH or Amrubicin/AL or アンルビシン/AL or カルセド/AL　828
#9　Mitoxantrone/TH or Mitoxantrone/AL or ミトキサントロン/AL or ノバントロン/AL or ミトザントロン/AL　1050
#10　"Vinca Alkaloids"/TH or "Vinca Alkaloids"/AL or ビンカアルカロイド/AL　17866
#11　Vinblastine/TH or Vinblastine/AL or Vincaleukoblastine/AL or ビンカロイコブラスチン/AL or ビンブラスチン/AL or エクザール/AL　4367
#12　Vincristine/TH or Vincristine/AL or ビンクリスチン/AL or リューロクリスチン/AL or オンコビン/AL　13753
#13　Vindesine/TH or Vindesine/AL or ビンデシン/AL or フィルデシン/AL　1267
#14　Vinorelbine/TH or Vinorelbine/AL or ビノレルビン/AL or ナベルビン/AL or ロゼウス/AL　1967
#15　#1 or #2 or #3 or #4 or #5 or #6 or #7 or #8 or #9 or #10 or #11 or #12 or #13 or #14　43484
#16　診断物質と治療物質の遊出/MTH or 血管外漏出/AL or 抗がん剤漏出/AL or 抗癌剤漏出/AL or 抗がん薬漏出/AL or 抗癌薬漏出/AL or 制癌剤漏出/AL or 制がん剤漏出/AL　2259
#17　#15 and #16　155
#18　潰瘍/TH or 潰瘍/AL or 壊死/TH or 壊死/AL　264734
#19　#17 and #18　46
#20　抗腫瘍剤/TH or 抗がん剤/AL or 抗がん薬/AL or 抗腫瘍剤/AL or 抗腫瘍性抗生物質/TH or 抗腫瘍抗生物質/AL or 制癌剤/AL or 制がん剤/AL　529880
#21　#16 and #18 and #20　139

#22　#21 not #19　　93
#23　#15 or #20　　533505
#24　デブリードマン/TH or デブリドマン/AL or ネクロセクトミー/AL or ネクロセクトミー/AL or デブリードメント/AL or デブリードマン/AL or 形成外科/TH or 形成外科/AL or 切除/AL　　829232
#25　#16 and #23 and #24　　68
#26　#25 not #19 not #22　　25
#27　#19 OR #22 OR #26　　164

索 引

欧文索引

がん薬物療法に伴う血管外漏出に関する
合同ガイドライン 2023 年版
［外来がん化学療法看護ガイドライン 1：改訂・改題］

2009 年 1 月 10 日　　第 1 版 (2009 年版) 発行
2014 年 2 月 10 日　　第 2 版 (2014 年版) 発行
2022 年 12 月 25 日　　第 3 版 (2023 年版) 第 1 刷発行
2023 年 4 月 30 日　　　　　　　　　　第 2 刷発行

編　者　一般社団法人　日本がん看護学会
　　　　公益社団法人　日本臨床腫瘍学会
　　　　一般社団法人　日本臨床腫瘍薬学会

発行者　福村　直樹
発行所　金原出版株式会社
　　　　〒113-0034 東京都文京区湯島 2-31-14
　　　　電話　編集 (03) 3811-7162
　　　　　　　営業 (03) 3811-7184
　　　　FAX　　(03) 3813-0288　　　　　　　　　　©2009, 2022
　　　　振替口座　00120-4-151494　　　　　　　　検印省略
　　　　http://www.kanehara-shuppan.co.jp/　　　*Printed in Japan*

ISBN 978-4-307-70244-7　　　　　　　　　　　　印刷・製本／横山印刷

WEB アンケートにご協力ください

読者アンケート (所要時間約 3 分) にご協力いただいた方の中から
抽選で毎月 10 名の方に図書カード 1,000 円分を贈呈いたします。
アンケート回答はこちらから ➡
https://forms.gle/U6Pa7JzJGfrvaDof8